AF717214

Das Kind im Bereich der Geburts- und Perinatalmedizin

Das Kind im Bereich der Geburts- und Perinatalmedizin

Herausgegeben von

J. W. Dudenhausen

Walter de Gruyter
Berlin · New York 1987

Prof. Dr. med. Joachim W. Dudenhausen
Leitender Arzt
Klinik und Poliklinik für Geburtshilfe
Universitätsspital
Frauenklinikstr. 10
CH-8091 Zürich

Das Buch enthält 44 Abbildungen und 53 Tabellen

CIP-Kurztitelaufnahme der Deutschen Bibliothek

Dudenhausen, J. W.:
Das Kind im Bereich der Geburts- und Perinatalmedizin / hrsg. von J. W. Dudenhausen. – Berlin ; New York : de Gruyter, 1987.
ISBN 3-11-011252-3
NE: Dudenhausen, Joachim Wolfram [Hrsg.]

© Copyright 1987 by Verlag Walter de Gruyter & Co., Berlin 30.
Alle Rechte, insbesondere das Recht der Vervielfältigung und Verbreitung sowie der Übersetzung, vorbehalten. Kein Teil des Werkes darf in irgendeiner Form (durch Photokopie, Mikrofilm oder ein anderes Verfahren) ohne schriftliche Genehmigung des Verlages reproduziert oder unter Verwendung elektronischer Systeme verarbeitet, vervielfältigt oder verbreitet werden. Printed in Germany.
Die Wiedergabe von Gebrauchsnamen, Handelsnamen, Warenbezeichnungen und dergleichen in diesem Buch berechtigt nicht zu der Annahme, daß solche Namen ohne weiteres von jedermann benutzt werden dürfen. Vielmehr handelt es sich häufig um gesetzlich geschützte, eingetragene Warenzeichen, auch wenn sie nicht eigens als solche gekennzeichnet sind.
Umschlagentwurf: Rudolf Hübler, Berlin.
Satz und Druck: Arthur Collignon GmbH, Berlin.
Bindung: Lüderitz & Bauer, Berlin.

Inhalt

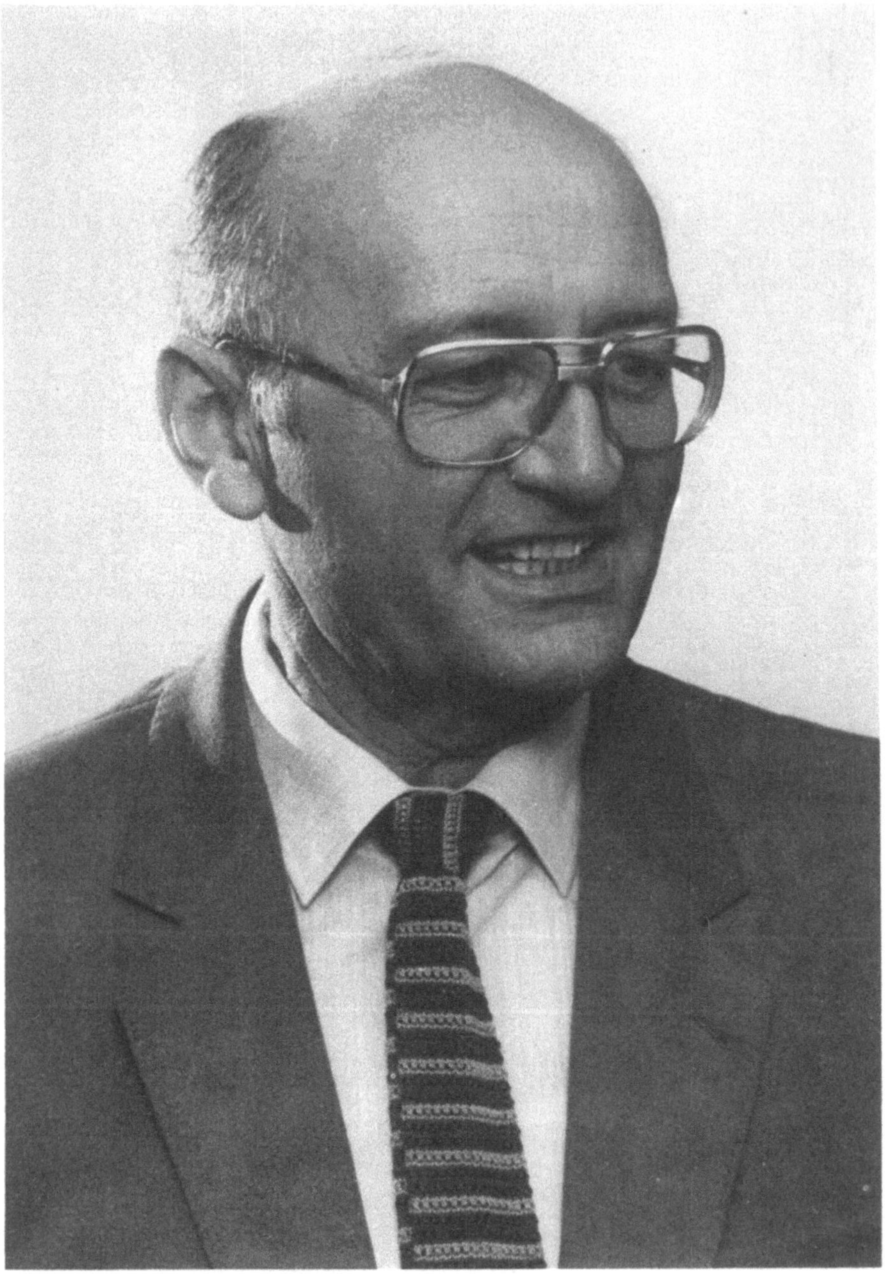

Professor Dr. med. Erich Saling
zum 60. Geburtstag

Vorwort – zugleich eine Widmung

Ich eröffne das wissenschaftliche Kolloquium

Das Kind im Bereich der Geburtshilfe

anläßlich des 60. Geburtstages von Herrn Professor Dr. Erich Saling. Ich begrüße Sie alle sehr herzlich und freue mich, daß Sie meiner Einladung gefolgt sind, daß Sie hier in diese Tagungsstätte und nach Berlin gekommen sind, um mit uns einige sicherlich interessante Stunden zu verleben.

Ich danke allen, die mir dieses Kolloquium ermöglichten, so vor allem der verehrten Frau Sander und Herrn Obst; die großzügige Unterstützung durch die Firma Milupa ermöglichte dieses Treffen.

Den Titel dieses Kolloquiums habe ich mit Absicht gewählt, und zwar im Hinblick auf einen Meilenstein der Entwicklung des zu Ehrenden und auch – so glaube ich – in der Entwicklung der Perinatalmedizin. Saling hat 1966 im Thieme Verlag seine Monographie mit diesem Titel veröffentlicht. Wer von uns selber einmal versucht hat, aus der Fesselung mit dem Alltag der Klinik heraus eine anspruchsvolle Monographie zu schreiben, weiß nur zu gut, welche Mühe es ist, dem notwendigen Tagewerk eine besondere Leistung, ein solches Werk, abzutrotzen. Die Aufgabe dieses Kolloquiums soll nun das Nachzeichnen der Entwicklung der Perinatalmedizin und eine Bestandsaufnahme sein, sowie einen Blick in die Zukunft der Perinatalmedizin und Geburtshilfe erlauben.

Alter ist kein Verdienst. Das versteht sich ebenso von selbst wie die Tatsache, daß wir auch in unseren Geburtstagsgepflogenheiten dem Dezimalsystem verhaftet sind.

Der 60ste Geburtstag hat sich unbestritten mehr und mehr als einer der wichtigsten im Laufe einer Karriere durchgesetzt. Es ist bei hoher Lebendigkeit die Zeit der Reife, der Ernte, der Gelassenheit. Es erscheint mir nicht angebracht, volltönig wie ein Sinfonieorchester das wissenschaftliche Werk Salings im Sinne der klassischen Laudatio darzustellen. Ich will vielmehr kammermusikalisch einige Punkte aus dem Leben herausgreifen. Diese Sätze müssen aber unvollständig bleiben, ich kann nicht vollständig das Bild einer Persönlichkeit zeichnen von letztlich epochalem Format mit Kreativität, mit Sinn für das Machbare und das Weiterführende, Einfallsreichtum, produktivem Schub, der Fähigkeit, normativ gesetzte Grenzen zu überschreiten, Freude an öffentlichem Kampf und Polemik. Ich kann nicht sprechen von allen Akkorden und Mißklängen des Lebens, von Betrübnis, Hemmung und Mißgunst, den ewigen Begleitern des Handelnden und des Erfolgreichen.

Befaßt man sich mit der Lebensgeschichte Salings, so sieht man in den Leitlinien der Lebensentwicklung die abgestimmten Themen des produktiven Ehrgeizes, der wissenschaftlichen Qualität der Arbeiten, die Zahl und Dichte der Publikationen und Aktivitäten, aber man sieht auch außerhalb der variierten Themen der Arbeit die kleinen, die menschlichen Akkorde: Sie geben dem Leitthema des Schaffens Schärfe und Farbe. Salings Leben ist ein aufregendes Konzert, allein schon, wenn man nur Zuhörer ist; er aber steht als Dirigent nicht ungern im Zentrum. Nie ermüdet, das Neue, das Neuentdeckte vorzustellen. Auch – wenn nötig – Tag für Tag eine vom Zeitgeist abweichende Haltung zu praktizieren und zu publizieren. Diese lebendige intellektuelle Neugier und der Mut zur Provokation – diese Talente sind ihm eigen – sind ihm wesentliche Motoren. Diese Motoren prägen die Epoche wissenschaftlicher Aktivität.

In dem klinischen Umfeld begegnet Saling seinen Mitarbeitern mit Anerkennung und Rücksicht. Saling lebt seinen Mitarbeitern vor, kein Untertan zu sein, sondern mündiger Bürger der wissenschaftlichen Welt. Er lebt nicht konfliktscheu, denn die Diskussionen und das Austragen von Konflikten gehören nach seinem Verständnis und Leben zur Demokratie der Wissenschaft. Dabei delegiert er in seiner klinischen Arbeit auch Verantwortung, erlaubt schlummernden Führungskeimen die lange Leine.

Gestatten Sie mir einige private Worte:
Sie, sehr verehrter Herr Professor Saling, wurden am 21. Juli 1925 geboren. Die Tageszeitung von Berlin, die Berliner Morgenpost, berichtet an diesem Tag folgende Schlagzeilen: „Große Hitze über Berlin." „Westfalen frei." Auf einer geographischen Karte zum Leitartikel über das freie Westfalen ist meine Heimatstadt Lüdenscheid eingezeichnet. Der Zufall führte so früh zur Kreuzung unserer biographischen Linien. Das Schicksal wußte, daß ich zu Ihnen kommen würde und daß Sie mich in die Lage versetzen sollten, Ihnen dieses Kolloquium wie einen Blumenstrauß auf den Gabentisch zu legen. Ich danke Ihnen für vieles in meinem Leben, ich wünsche Ihnen und Ihrer verehrten Frau Gemahlin alles Gute.

Lassen Sie mich schließen mit den Worten von Theodor Fontane als Motto dieses Tages:

„Gaben, wer hatte sie nicht?
Talente – Spielzeug für Kinder!
Nur der Ernst macht den Mann,
Nur der Fleiß das Genie."

J. W. Dudenhausen

Grußwort

Die Deutsche Gesellschaft für Perinatale Medizin entbietet – in Gestalt ihres gegenwärtigen 1. Vorsitzenden – Ihnen, lieber Professor Erich Saling, zu Ihrem 60. Geburtstag die allerherzlichsten Glückwünsche.

Die Ehre, diese Glückwünsche zu überbringen und hier sprechen zu dürfen, trifft mich relativ zufällig. Denn für die Deutsche Gesellschaft für Perinatale Medizin gilt: Erste Vorsitzende kommen und gehen, Erich Saling aber bleibt. Es ist dies sicher auch richtig so, denn für dieses Ihr Kind waren Sie Erzeuger und legaler Vater, Geburtshelfer und Neonatologe in der unmittelbaren postnatalen Phase, Erzieher und Betreuer in den darauffolgenden Jahren bis heute, da diese Gesellschaft mit einem Lebensalter von 18 Jahren ihre Pubertät wohl deutlich hinter sich gelassen hat.

Die Gründung dieser Gesellschaft, die Anziehungskraft und Ausstrahlung der Berliner perinatalen Kongresse ist vielleicht das sichtbarste äußere Zeichen für das, was Sie für die Entwicklung der Perinatologie in der Bundesrepublik und weit über die Grenzen dieses Landes hinaus geleistet haben.

Was nun mich persönlich betrifft, so ist es weniger zufällig, daß ich mich heute hier befinde und Ihnen, lieber Erich Saling, in alter Verbundenheit meine Referenz und meinen persönlichen Dank abstatten möchte. Natürlich denkt man bei solchen Anlässen zurück. Und es war 1961 als mir – damals noch in der ostschweizerischen Provinz – der Kongressband des dritten in Wien abgehaltenen FIGO-Weltkongresses unter die Finger kam, in welchem ein gewisser Erich Saling eine völlig neue Methode der fetalen Zustandsdiagnostik – die Blutgasanalyse vom vorangehenden Teil – beschrieb. Dies faszinierte. Man stellte sich diesen Menschen vor, der bereits über eine ungeheure Erfahrung verfügen mußte, denn nicht nur hatte er Dank dieser Methode bereits seine Sectio-Frequenz von 3,2% auf 1,9% gesenkt, sondern er wußte bereits sehr genau zu beschreiben, was für positive Auswirkungen von diesem seinen Verfahren auf die perinatale Mortalität und Morbidität für die Zukunft zu erwarten wäre. Erst später wurde mir klar, daß dieser Revolutionär und Prophet damals ganze 36 Jahre alt war, gerade vor 3 Jahren die Facharztweiterbildung beendet hatte und auch bei weitem noch nicht habilitiert war.

Und vielleicht das erste, was an diesem 60. Geburtstag herausgestellt werden muß, ist das Bewundernswerte Ihrer persönlichen, ganz und gar eigenständigen Leistung. Es wurde Ihnen nichts oder wenig geschenkt. Weite Teile des akademischen Establishments mußten den frühen Saling zwingend eher als Ärgernis denn als Glücksfall empfinden, wie auch der späte Saling wohl nicht unbedingt als besonders bequemer Zeitgenosse in die Geschichte eingehen wird. Und eine Würdigung Ihrer wissenschaftlichen Leistung muß gleichzeitig eine Würdigung Ihrer ungewöhnlichen Persönlichkeit sein.

Aber bleiben wir bei der wissenschaftlichen Leistung. Mikroblutuntersuchung und Amnioskopie waren Schrittmacher nicht nur einer besseren fetalen Zustandsdiagnostik, sondern einer ganzen Bewegung: eben der Perinatalmedizin. Sie haben in der Folge fast alle wichtigen Themen der Geburtshilfe aufgegriffen, zu großen Teilen mit Ihren Mitarbeitern bearbeitet und immer wieder persönliches, originelles Neues beigetragen. Zustandsdiagnostik des Neugeborenen, PDP-Programm, äußere Wendung bei Beckenendlagen, Lecithinbestimmung im Fruchtwasser, Infektionsprophylaxe bei Blasensprung, der sogenannte totale Muttermundverschluß sind nur einige wenige Stichworte für eine unermüdliche, intensive, nicht selten zum Widerspruch reizende, aber praktisch immer originelle Arbeit zusammen mit Ihren Schülern, die sich in rund 250 einzelnen Publikationen niedergeschlagen hat.

Strukturfragen haben Sie bewegt und Sie haben die Strukturen bewegt, wenn auch vielleicht nicht in dem Maße, in welchem Sie sich dies gewünscht hätten. Von der Hausgeburt bis zum NMR gibt es kaum ein Problem der Geburtshilfe, mit dem Sie sich nicht intellektuell oder in aktiver Forschung auseinandergesetzt hätten. Als Herausgeber des Journal of Perinatal Medicine, als Gründer der Europäischen Gesellschaft für Perinatale Medizin und als vielgefragter Vortragsreisender haben Sie entscheidend dazu beigetragen, Ansehen und Ruf der Deutschen Geburtshilfe im Ausland zu fördern. Und wenn die Leistungsziffern in der Bundesrepublik sich allen Unkenrufe zum Trotz in hohem Maße verbessert haben, so ist dies nicht zuletzt Ihrem unermüdlichen Wirken, Rufen und Mahnen zu verdanken.

So meine ich, daß es keine hohlen Phrasen sind, wenn wir Ihnen heute Anerkennung, Respekt und Dank ausdrücken für das, was Sie für die Geburtshilfe in Deutschland getan haben und darüber hinaus festhalten, daß manche von uns – ich habe mich selbst immer dazu bekannt – auch in Ihrer persönlichen Karriere viel von Ihnen profitiert haben. Ich meine, daß wir dem Schicksal dankbar sein müssen, daß es Erich Saling so gemacht hat, wie er ist. Von einer außergewöhnlichen Zähigkeit bis hin zur Sturheit in der Verfolgung eines einmal als richtig erkannten Zieles. Ein kompromissloser Kämpfer für die Sache der Perinatalmedizin, der keiner Auseinandersetzung aus dem Wege gegangen ist. Kein Anpasser und kein Oportunist. Sie haben eine einzige Anpassung gemacht, und das ist die an die Macht der Medien und sie war unumgänglich. Bereits 1969 haben Sie gesagt: „the individual no matter how active can not rise his voice loud enough" und dies haben Sie in der Folge weiß Gott getan, aber nicht zum schlechten unseres Faches. Das Bild von Erich Saling wäre unvollständig, wenn wir nicht den engagierten Lehrer erwähnen würden und die geradezu väterliche Geduld, mit der Sie viele unter uns – und ich gehöre selbst dazu – in die Geheimnisse Ihrer Techniken eingeweiht haben oder wenn wir Ihren sozusagen wahlberlinerischen Humor vergessen würden, mit dem Sie oft genug die Lacher auf Ihrer Seite hatten.

Eines aber möchte ich noch festhalten: Ich glaube nicht, daß Erich Saling das wäre, was er heute ist, daß mithin die deutsche Perinatologie das wäre, was sie heute ist, wenn nicht im Hintergrund eine Instanz gestanden hätte, die in überlegener Gelassenheit wohl viele Kurz- und Langzeitschwankungen abgefangen und merklich oder unmerklich in richtige Richtungen geleitet hätte und dies ist Frau Hella Saling und ich glaube, daß wir ihr ganz besonderen Dank schuldig sind.

Lieber Erich Saling, wir wünschen Ihnen und uns eine erfolgreiche wissenschaftliche Tagung und eine vergnügte Feier, Ihnen noch viele gesunde und aktive Jahre und uns, daß wir noch häufig die Gelegenheit haben werden, wissenschaftliche Leserbriefe eines jugendlich temperamentvollen Erich Saling in der Geburtshilfe und Frauenheilkunde genießen zu dürfen.

F. Kubli
Erster Vorsitzender der Deutschen
Gesellschaft für Perinatale Medizin

Grußwort

Im Namen des Vorstandes der Deutschen Gesellschaft für Gynäkologie und Geburtshilfe, aber auch in meinem Namen, möchte ich Ihnen Grüße und alle guten Wünsche zu Ihrem Geburtstag überbringen.

Wenn ich die Liste Ihrer wissenschaftlichen Arbeiten, Ehrungen und Auszeichnungen überblicke, so fühle ich mich zunächst in die 60er Jahre zurückversetzt. Die Wiege der Perinatologie stand in Bad Schachen mit den Symposien, die Friedberg und Ewerbeck ausgerichtet haben. Nach diesen fruchtbaren Begegnungen haben Sie die Deutsche Gesellschaft für Perinatale Medizin 1967 ins Leben gerufen. Viele der hier Anwesenden gehören zu den Mitgliedern der ersten Stunde und erinnern sich an den Aufbruch, der aus den gemeinsamen Fragestellungen und den Begegnungen von Pädiatern, Geburtshelfern und Grundlagenwissenschaftlern entstand.

Ihre wissenschaftlichen Forschungen auf dem Gebiete der Perinatologie waren immer Arbeiten, die sich an dem unmittelbaren Nutzen von Mutter und Kind ausrichteten. Noch bevor Ihre Habilitation abgeschlossen war, haben Sie 1963 mit den einwöchigen Einführungskursen in die Fetalblutanalyse und die Amnioskopie begonnen. Ich selbst habe an Ihrem ersten Kursus teilgenommen, und erfahren, wie Sie wissenschaftliche Erkenntnisse der klinischen Forschung in die tägliche Praxis umgesetzt und an andere weitergegeben haben. Die Kongresse der Deutschen Gesellschaft für Perinatale Medizin in Berlin sind bis heute die meist besuchten Tagungen, die den Wissensstand und die Forschungen auf dem Gebiete der Perinatologie fokusierten.

Dem erfolgreichen klinischen Forscher Erich Saling steht zur Seite der streitbare Saling: Die wissenschaftlichen Streitgespräche haben die Berliner Kongresse mit Leben erfüllt. Der Streit mit der Düsseldorfer Gruppe vor 20 Jahren mit Hammacher, Hüter u. a. um die Abgrenzung von Fetalblutanalyse und Kardiotokographie sind vielen noch in lebhafter Erinnerung. Streitbar waren Sie auch im Umgang mit den Medien, um Ihrer wissenschaftlichen und gesundheitpolitischen Meinung in der Öffentlichkeit Nachdruck zu verleihen. Bei den Auseinandersetzungen in den letzten Jahren galt es, die Medien immer wieder darauf hinzuweisen, daß eine Geburtshilfe ohne ärztliche Überwachung ein Rückschritt mit Gefahren für Mutter und Kind bedeutet. Hierfür sind Ihnen viele Geburtshelfer dankbar.

Einen streitbaren Saling gibt es auch auf dem berufspolitischen Gebiet: Geburtshilfe – Geburtsmedizin, Professur für Perinatalmedizin, Abteilung für Geburtsmedizin ohne Gynäkologie; wir streiten seit vielen Jahren darüber.

Betrachtet man Struktur und Größe unserer Frauenkliniken, so muß man feststellen, daß die Zahl der geburtshilflichen Abteilungen mit Geburten über 1000 pro Jahr erheblich zurückgegangen ist. Keine der Universitäts-Frauenkliniken in Nordrhein-Westfalen hat noch 1000 Geburten und ausgerechnet die Kliniken mit Aufteilung in selbständige Abteilungen haben die wenigsten Geburten. Die Abgrenzung von Gynäkologie und Geburtshilfe ist schwierig und zum Teil willkürlich. Einig sind wir uns sicher darin, daß an Universitäts-Frauenkliniken und an anderen großen geburtshilflich-gynäkologischen Abteilungen Schwerpunkte gebildet werden müssen, die in der Lage sind, klinische Forschung langfristig zu ermöglichen und zu fördern, wie dies an zahlreichen Kliniken im deutschsprachigen Raum auch der Fall ist.

Gestatten Sie mir zum Schluß noch ein besonderes Wort der Laudatio anläßlich Ihres Geburtstages. In Ihrem wissenschaftlichen Leben können Sie auf beneidenswerte Erfolge zurückblicken. Wir wissen, daß es dem Forscher auf dem Gebiete der Geburtshilfe und Perinatologie genauso geht wie anderen Wissenschaftlern, nämlich, daß viele Arbeiten nicht den Durchbruch erzielen und die Bedeutung erlangen, die man sich davon erhoffte. Sie sind mit Recht der im deutschsprachigen Raum zur Zeit am meisten geehrte Geburtshelfer. Sie haben vier wissenschaftliche Preise erhalten und wurden von acht wissenschaftlichen Gesellschaften als Ehrenmitglied gewählt und so sei es mir gestattet, im Namen der Deutschen Gesellschaft für Gynäkologie und Geburtshilfe Ihre verdienstvollen Arbeiten um die Perinatologie in Deutschland besonders zu würdigen.

Die herzlichen Grüße des Vorstandes der Deutschen Gesellschaft für Gynäkologie und Geburtshilfe verbinde ich mit meinen persönlichen Wünschen für weitere Gesundheit, Glück und Lebensfreude. Wir hoffen, daß Sie mit Ihrer Familie noch manchen runden Geburtstag feiern werden.

L. Beck
Vorsitzender der Deutschen Gesellschaft
für Gynäkologie und Geburtshilfe

Die Wandlung der Geburtshilfe seit 1950

K.-H. Wulf

Zu diesem Thema habe ich mich wiederholt geäußert. Ich möchte daher zwei eigene Zitate an den Anfang stellen:

– In den letzten Jahrzehnten hat sich ein Wandel vollzogen von der klassischen exspektativen, passiven, vor allem auf die Kräfte der Natur vertrauenden Geburtshilfe, zu einer prospektiven, mehr aktiven Geburtsleitung, in der die möglichst exakte Information über den Zustand von Mutter und Fetus und der gezielte Eingriff in die Dynamik des Geburtsablaufes Vorrang haben. Die Zeit weniger starrer geburtshilflicher Regeln ist vorüber, die Entscheidung muß heute unter Berücksichtigung einer Vielfalt von Einzelfaktoren getroffen werden. Geburtshilfe ist nicht einfacher geworden, jedoch sicherer (1977 Gießen).

– Zum Fortschritt und zur technischen Evolution in der Geburtshilfe: Generationen war geläufig, daß Schwangerschaft und Geburt einen weitgehend schicksalhaften Verlauf nehmen, zum Guten oder auch zum Bösen. In diesen natürlichen Prozess haben wir mit unseren wissenschaftlichen Erkenntnissen eingegriffen und ihm das Schicksalhafte weitgehend genommen, mit beachtlichem Erfolg, wie man weiß. Erkauft wurde dieser Fortschritt mit einer lückenlosen Medikalisierung von Schwangerschaft und Geburt. Die Schwangeren haben wir und das nicht nur versicherungsrechtlich, zu Patienten werden lassen. Unsere Kreißsäle wurden mit enormen personellem, apparativem ergo finanziellem Aufwand zu Intensivüberwachungseinheiten verwandelt. Moderne Geburtshilfe ist zu einem Hochleistungssystem geworden, kompliziert, kostenintensiv, enorm sensibel, anfällig. Die Erfolge haben ihrerseits noch das Anspruchsdenken erhöht. Trotzdem gibt es derzeit keine vernünftige Alternative (1982 München).

Ich will im folgenden versuchen, diese Aussagen durch Maß und Zahl zu belegen. Dabei stütze ich mich auf Angaben des Statistischen Bundesamtes in Wiesbaden und auf die Daten der Universitäts-Frauenklinik Würzburg. Verglichen wurden die Jahrgänge 1950, 1965 und 1980. Verfolgt wurde die Entwicklung der Geburtenfrequenz, der Schwangerenvorsorge und Geburtsleitung sowie der Leistungsziffern.

A. Länderstatistik

Die Geburtenzahl lag in der Bundesrepublik am höchsten in den frühen 60er jahren, von 1961 bis 1967 wurde die Millionengrenze überschritten (Tab. 1). Danach erfolgte ein kontinuierlicher Abfall auf fast die Hälfte bei ca. 80 000 Ausländergeburten. Die Ursache für diesen Geburtenrückgang ist vor allem in einem veränderten generativen Verhalten der Bevölkerung zu sehen und weniger in der Altersstruktur, d. h. dem Anteil der jeweils zur Mutterschaft anstehenden Jahrgänge. Das zeigt sehr deutlich die sogenannte Fruchtbarkeitsziffer, das ist die Anzahl der Lebendgeborenen per 1000 Frauen zwischen 15 und 45 Jahren.

Tabelle 1 Geburtenfrequenz in der Bundesrepublik Deutschland

	1950	1965	1980
Geborene	830 953	1 057 229	663 965
Fruchtbarkeitszahl L/1000 F. 15 – 45 J.	70	88	44
Geburtenüberschuß 1000 E/J	+5,7	+6,2	−1,5
Einwohner/km²	204	236	248

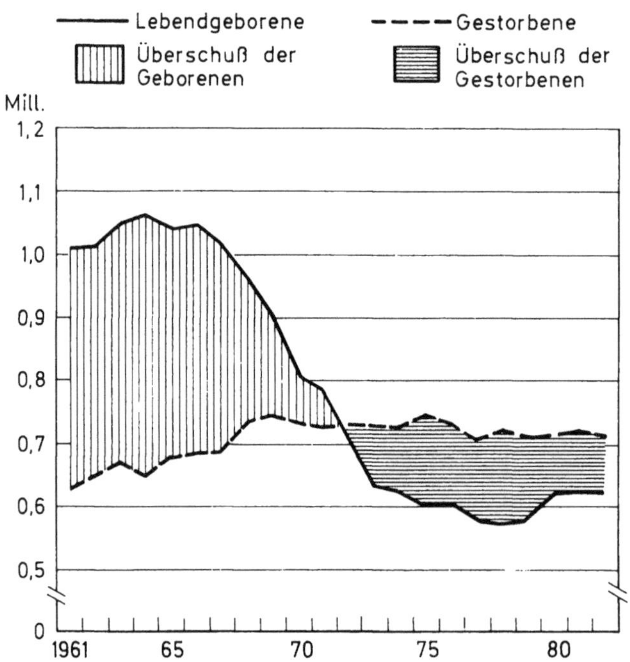

Abb. 1 Lebendgeborene und Gestorbene (Statistisches Bundesamt 830 607).

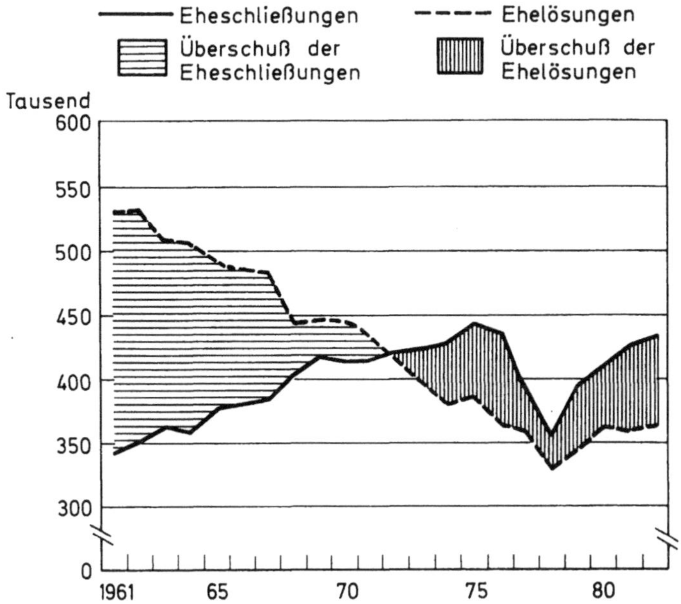

Abb. 2 Eheschließungen und Ehelösungen. [1)]Nach Tod, Scheidung, Aufhebung oder Nichtigkeit der Ehe (Statistisches Bundesamt 830 605).

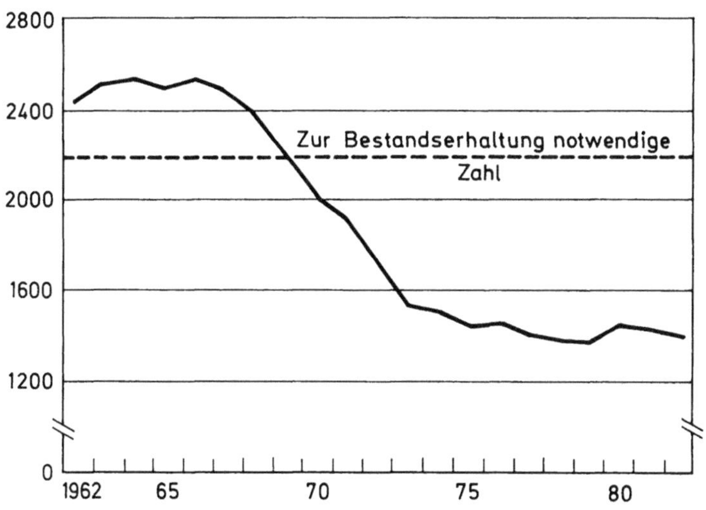

Abb. 3 Entwicklung der zusammengefaßten Geburtenziffern von 1962–1982. Summe der altersspezifischen Geburtenziffern je 1000 Frauen im Alter von 15–49 Jahren, für 1982 geschätzt nach Calot-Verfahren (Statistisches Bundesamt 830 606).

Diese Fruchtbarkeitsziffer hat von 1965 auf die Hälfte abgenommen. Seit 1972 haben wir auch zum ersten Mal in der überschaubaren Geschichte keinen Geburtenüberschuß mehr sondern ein Geburtendefizit, d. h. die Zahl der Verstorbenen ist größer als die der Geborenen. Trotzdem haben wir noch enger zusammenrücken müssen, pro Quadratkilometer leben in der Bundesrepublik heute 248 Personen, das erklärt sich zum Teil aus Zuwanderungen.

Geburten und Kinderkriegen hat offenbar auch heute noch etwas mit Eheschließungen und Familienstand zu tun. Jedenfalls laufen die Kurven von Geburtenüberschuß und Eheschließungen weitgehend parallel, und es ist auch der Anteil der nichtehelich geborenen Kinder dann am niedrigsten, wenn die Geburtenfrequenz am höchsten liegt. 1965 wurden z. B. 4,6% der Kinder nichtehelich geboren und 1980 7,0% (Abb. 1 u. 2).

Die zur Bestandserhaltung notwendigen Geburtenzahlen bringen wir schon seit 1970 nicht mehr auf, wir sind sozusagen ein sterbendes Volk (Abb. 3). Das ist übersichtlich am Altersaufbau der Bevölkerung zu erkennen, er zeigt längst nicht mehr die klassische Bevölkerungspyramide sondern allenfalls einen arg zerzausten Tannenbaum (Abb. 4 u. 5).

Wo wurden die Kinder geboren?

Der Geburtsort wurde auch bei uns eindeutig in die Klinik verlagert. Hier hat sich in diesem Jahrhundert ein kompletter Wandel vollzogen. Der Wendepunkt war 1955 mit 50% Klinik- und Hausgeburtanteil. Heute liegt der Anteil der Hausgeburten in jedem Bundesland unter 1% mit der Ausnahme von Berlin (Tab. 2). Dabei ist es in den letzten 30 Jahren nicht zu einer Konzentration oder Zentralisierung der Geburtshilfe gekommen. Die Zahl der Entbindungsstätten hat zwar abgenommen von ca. 1800 auf 1400, noch stärker ausgeprägt war allerdings der Geburtenrückgang, so daß die Zahl der Geburten pro Anstalt und Jahr weiter zurückgegangen ist, sie liegt heute etwa bei 350, d. h. etwa um den Faktor 3 niedriger als z. B. in Schweden und Finnland.

Tabelle 2 Geburtsort in der Bundesrepublik Deutschland

	1950	1965	1980		
Anstaltsgeburten	43,0%	83,3%	99,3%		
	1954	1965	1970	1975	1982
„Entbindungsstätten“	1865	1545	1464	1608	1429
Geburten/Jahr	593,5	684,2	559,5	376,4	354,8

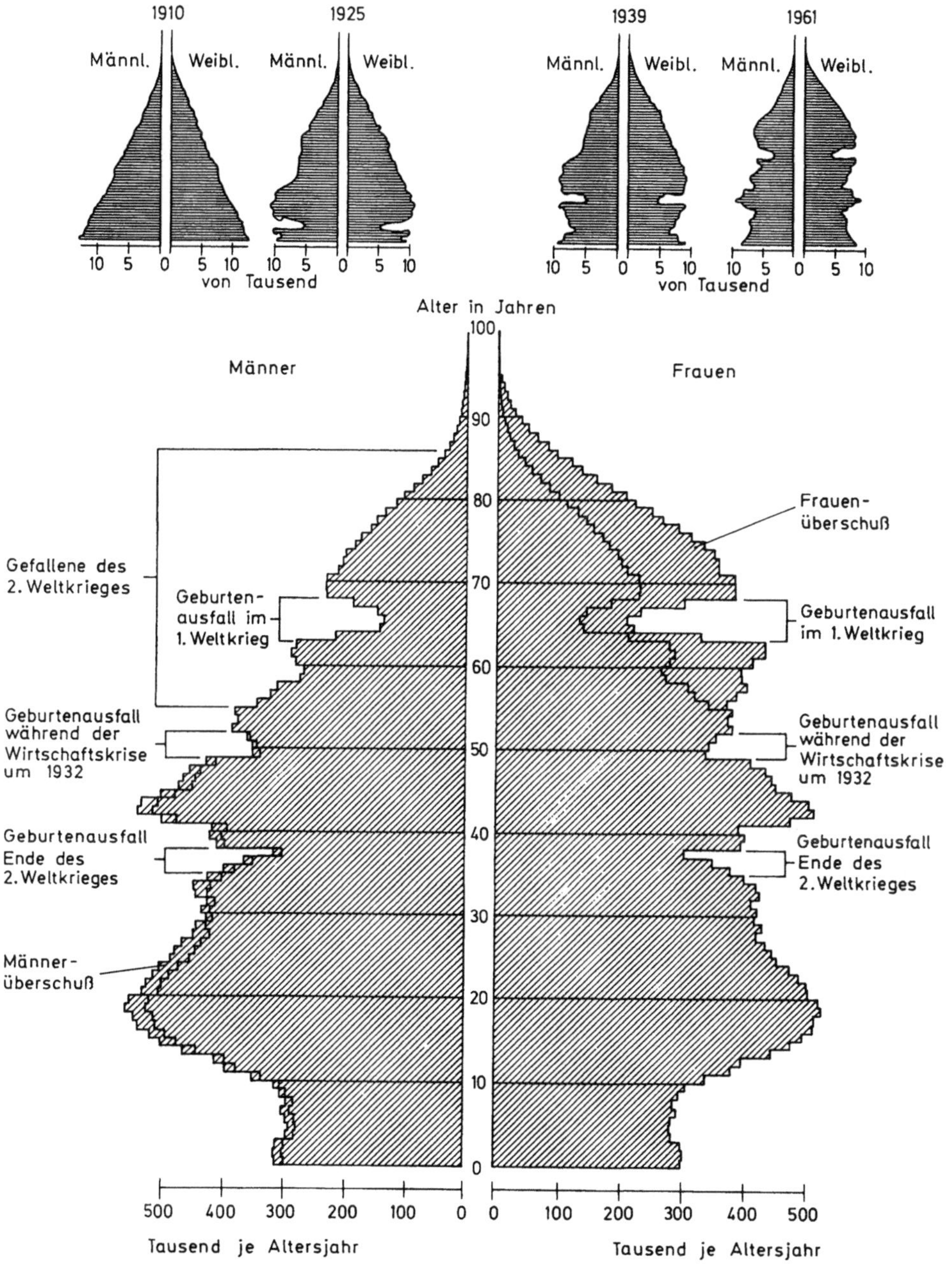

Abb. 4 Alter und Geschlecht der Wohnbevölkerung am 31. 12. 1983 und Altersaufbau der Bevölkerung im Reichsgebiet 1910 und im Bundesgebiet 1961.

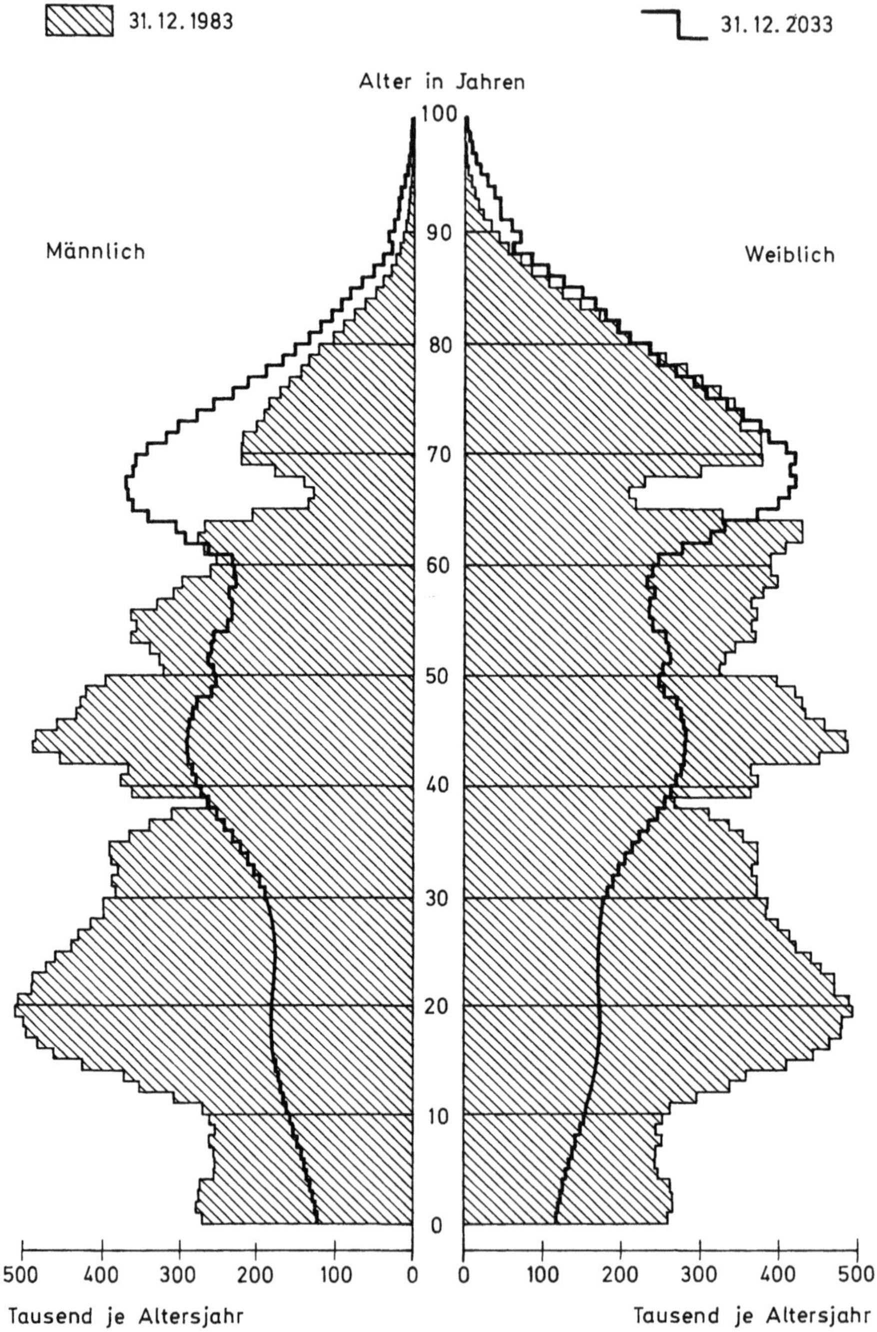

Abb. 5 Altersaufbau der deutschen Bevölkerung am 31. 12. 1983 bzw. 2033 unter Zugrundelegung des gegenwärtigen Verhaltens.

Leistungsziffern

Erfreulich ist die kontinuierliche Verbesserung der geburtshilflichen Leistungsziffern. Die Müttersterblichkeit ist auf weniger als ein Zehntel des Ausgangswertes gesunken, sie betrug 1983 noch 11,4/100 000 Lebendgeborene (Tab. 3).

Die perinatale Mortalität ist im gleichen Zeitraum auf ca. 1/4 zurückgegangen und die Säuglingssterblichkeit sogar auf 1/5 des ursprünglichen Wertes. Entsprechend besser können wir heute auch im internationalen Vergleich bestehen, der zeitliche Abstand zu europäischen Musterländern ist deutlich geschrumpft, für die perinatale Mortalität beträgt der Nachholbedarf noch ca. 3–5 Jahre.

Vor allem beim internationalen Vergleich der Müttersterblichkeit wird ersichtlich, daß vielfach nicht Vergleichbares miteinander verglichen wird (Tab. 4 u. 5). Nur so ist z. B. zu erklären, daß in Schweden und Finnland die Müttersterblichkeit weitaus geringer ist als bei uns, die altersspezifische Sterblichkeit aber z. B. der 25 bis 34jährigen Frauen sich nicht wesentlich von der in der Bundesrepublik unterscheidet. Offenbar bestehen erhebliche Unterschiede in der Datenerfassung, in den Bezugsgrößen und auch in den Definitionen. Es wird nicht immer in gleicher Weise differenziert zwischen Todesfällen in und e graviditate. Es ist zu hoffen, daß die Empfehlungen der WHO zur Erstellung von Standardpränatalstatistiken, und die Revision der Todesursachensystematik den internationalen Vergleich in Zukunft erleichtern wird.

Tabelle 3 Sterblichkeit in der Bundesrepublik Deutschland

	1950	1965	1980
Müttersterblichkeit /100 000 L.	206	69,3	20,6
Perinat. Sterblichkeit /1000 Geb.	45,5	28,6	11,6
Säuglingssterblichkeit /1000 L.	55,3	23,8	12,7

Tabelle 4 Müttersterblichkeit (/100 000 L.)

	1966	1976	1980
Schweden	11,3	4,1	8,2
Niederlande	20,4	5,1	8,8
Schweiz	41,0	5,4	6,8
England u. Wales	26,2	13,3	10,7
DDR	60,0	39,4	28,1
Bundesrepublik	65,1	36,3	20,6

Tabelle 5 Müttersterblichkeit und altersspezifische Sterbeziffern

	Mütter-sterblichkeit /100 000 L. G.	Sterblichkeit 25–34 J. /100 000 E.
Schweden	10,0	57,0
Finnland	12,5	72,0
Niederlande	13,4	54,8
Schweiz	25,2	61,2
Bundesrepublik	51,8	78,7

(Fassl 1976)

B. Klinikstatistik

Über den Wandel in der geburtshilflichen Praxis, im geburtshilflichen Management können Länderstatistiken nur wenig aussagen. Hier ist man auf regionale Erhebungen oder besser noch auf Klinikstatistiken angewiesen. Ausgangspunkt war für uns das Geburtengut der Würzburger Universitäts-Frauenklinik und Hebammenschule.

Die generelle Entwicklung der Geburtenzahl spiegelt sich auch in der Klinikstatistik wieder. Die Geburtenfrequenz war 1950 und 1980 etwa gleich groß, dazwischen liegt der Gipfel (Tab. 6). Dem generativen Verhalten entsprechend war 1965 der Anteil der Erstgebärenden am niedrigsten und der der Dritt- und Mehrgebärenden am höchsten. Erfreulich auch bei uns der Rückgang der perinatalen Mortalität auf weniger als 1/4 des Ausgangswertes.

Aufschlußreicher noch ist die Entwicklung des Geburtsmodus und der operativen Entbindungen (Tab. 7). Der Anteil der Spontangeburten hat weiter abgenommen zugunsten der operativen Entbindungen. Dabei ist die Zahl der vaginalen Operationen auf etwa das Doppelte und die der abdominalen Operationen auf das Dreifache angestiegen. Entsprechend häufiger beobachten wir heute den Status nach Sectio caesarea.

Wir haben in Würzburg der Vakuumextratktion deutlich den Vorrang gegenüber der Zangenentbindung gegeben, das hat mehrere Gründe. Zunächst sind

Tabelle 6 Geburtshilfe

	1950	1965	1980
Geburtenfrequenz	1340	1666	1359
Erstgebärende	48,6	37,0	48,5%
Dritt- u. Mehrgebärende	25,0	33,4	15,9%
Perinat. Mort.	55,1	52,0	13,2‰

(U. F. K.-Würzburg)

Tabelle 7 Geburtsmodus

	1950	1965	1980
Spontangeb.	88,4	80,9	78,7%
Sectio caes.	3,1	3,8	9,0%
Zangen-Extr.	4,2	1,3	0,5%
Vakuum-Extr.	–	8,2	9,1%
Wendungen + gz. Extr.	0,84	0,8	–
Embryotomie	0,23	0,21	–
Episiotomie	30,1	55,0	79,8%
Zustand nach Sectio caes.	1,5	0,9	4,6%

(U. F. K.-Würzburg)

Tabelle 8 Vakuumextraktion

Vorteile:	Keine Narkose
	Kein Raumbedarf
	Keine aktive Rotation
	Begrenzte Zugkraft
	Geringe Traumatisierung
	Leichte Handhabung
	Einfache Erlernbarkeit

die Indikationsbereiche für die Vakuumextraktionen und die Forcepsentbindungen heute weitgehend identisch, auch die zu erfüllenden Vorbedingungen sind praktisch gleich. Darüber hinaus sehen wir eine Reihe praktischer Vorteile der Vakuumextraktion gegenüber der Zangenentbindung (Tab. 8).

Hinzu kommen auch didaktische Erwägungen. Bei nur etwa 100 vaginal operativen-geburtshilflichen Eingriffen im Jahr kann in einem Schulbetrieb keine ausreichende Routine mehr in zwei nebeneinander laufenden weitgehend konkurrierenden Verfahren vermittelt werden. Grundsätzlich soll die Gleichwertigkeit der Zangenentbindung in der Hand des Erfahrenen nicht in Frage gestellt werden, für die generelle Überlegenheit der Zange oder eines bestimmten Zangenmodells gegenüber der Vakuumextraktion sehen wir allerdings kein überzeugendes Argument.

Beckenendlagengeburten

Ein deutlicher Wandel hat sich auch in der Geburtsleitung bei Beckenendlagen vollzogen (Tab. 9). Wir sind zwar nicht Anhänger der generellen Schnittentbindung, doch ist auch bei uns die Sectiorate steil angestiegen, allerdings mit wieder rücklaufender Tendenz.

Tabelle 9 Beckenendlagen – Geburtsmodus

	1950 (3,56%)	1965 (4,96%)	1980 (4,67%)
Manualhilfe	78,7%	79,5%	52,2%
Manuelle Extr.	10,6%	9,5%	(1)
Sectio caes.	10,7%	11,0%	47,8%

(U. F. K.-Würzburg)

Frühgeburten

Aufschlußreich ist auch die Entwicklung des Frühgeburtenproblems. Die Frequenz der Kinder unter 2500 g bezw. der Geburten vor der vollendeten 36. Woche hat sich kaum verändert und das trotz konsequenter Tokolyse und anderer präventiver Maßnahmen (Tab. 10). Wohl aber beobachteten auch wir eine Verschiebung der Frühgeburtlichkeit zugunsten der höheren Gewichts- und Tragzeitklassen. Bezeichnend die hohe Sectiofrequenz von fast 35%. Auch die Mortalität ist erfreulich niedriger geworden, aber immer noch um den Faktor 10 höher als die perinatale Gesamtmortalität mit 13,2‰. An diesem Punkt liegt die Hauptaufgabe für die Zukunft. Eine entscheidende Besserung der Sterblichkeitsziffern wird nur dort zu erreichen sein, wo man das Management der Geburtsleitung bei Frühgeborenen besser beherrschen lernt und wo eine leistungsfähige Neugeborenenintensivabteilung im Hause ist.

Tabelle 10 Frühgeburten

	1950	1980
< 2500 g	8,45%	8,40%
≤ 36 Wochen	5,67%	7,00%
Sectio caes.	7,14%	34,60%
Perinat. Mort.	443,5‰	136,8‰

(U. K. F.-Würzburg)

Die Verbesserung unserer Leistungsziffern in den letzten drei Jahrzehnten ist sicherlich nicht einzelnen Faktoren allein zuzuschreiben, etwa der höheren Kaiserschnittrate, sondern es ist vielmehr auf ein ganzes Bündel von Maßnahmen zurückzuführen. Diese betreffen sowohl die Schwangerenvorsorge, als auch die Geburtsleitung. Dabei fällt auf, wie meistens in der operativen Medizin, daß es weniger neue therapeutische Konzepte sind, die uns vorangebracht haben, als vielmehr präventiv-medizinische Maßnahmen im weitesten Sinne des Wortes.

Schwangerenbetreuung

Verbessert und ausgebaut wurde die Schwangerenvorsorge. 1965 wurden die Mutterschaftsrichtlinien erlassen, einige Jahre später kam der Mutterpaß. Entwickelt wurden prophylaktische Maßnahmen wie die Cerclage, die Tokolyse, die Lungenreifeinduktion, vor allem aber wurden neue Überwachungsmethoden eingeführt wie die Ultraschallechodiagnostik, die Kardiotokographie, die Amnioskopie und die biochemischen Überwachungsverfahren (Tab. 11).

Tabelle 11 Schwangerschaftsüberwachung

	1965	1980
Vorsorge-U. > 3	60,1	84 %
Mutterpaß	–	94,9 %
Cerclage	1,8	3,75%
Tokolyse	–	14,8 %
Lungenreifeind.	–	6,5 %
Ultraschall	–	98,1 %
CTG a. p.	–	71,3 %
Östrogene	? ↑	35,1 %
Amnioskopie	? ↑	23,9 %

(U. F. K.-Würzburg)

Geburtsüberwachung

Entsprechendes gilt auch für die Geburtsüberwachung und für die Zustandsdiagnostik: intrapartale Kardiotokographie, Fetalblutanalyse, pH-Messungen im Nabelschnurblut, Apgar-Score (Tab. 12).

Tabelle 12 Geburtsüberwachung (Zustandsdiagnostik)

	1965	1980
CTG		
Aufnahme	–	96,5 %
Verlauf	spor.	98,11%
F. B. A.	spor.	3 %
pH-Messung	–	88,8 %
Azidose-Index		
< 7,10	–	1,45%
< 7,20	–	11,67 %
Apgar (1 min)		
< 7	13,2	9,9%

(U. F. K.-Würzburg)

Die letzten Jahrzehnte waren auch in der Geburtshilfe gekennzeichnet durch eine imponierende Entwicklung der biomedizinischen Technik. Das hat zumindest vorübergehend auch bei uns den Blick auf psycho-soziale Aspekte verstellt, jedenfalls waren die Schwerpunkte einseitig verschoben. Das mag zuweilen erforderlich sein, denn wahrscheinlich ist in einer ausschließlich auf die Belange des Individiums abgestellten Heilkunde naturwissenschaftlicher Fortschritt kaum möglich. Die Konfliktsituation hat sich in den letzten Jahren noch dadurch verschärft, daß die organisatorische und technische Perfektion der Kreißsäle uns Geburtshelfer immer mehr dazu verführte, den Geburtsvorgang als einen autonomen, rein naturwissenschaftlich-mechanischen Prozess zu verstehen, während für die Schwangere selbst die Geburt ein außerordentlich emotionell betontes Erlebnis geblieben ist. Es gehört zu unseren vornehmlichen Aufgaben als Geburtshelfer in diesem dualistischen Streit zu vermitteln. Persönlich sehe ich hierin kein unauflösliches Dilemma, sondern eher Ansporn, ja Herausforderung. Klarheit gewinnen muß man sich nur über die wirksamen Instrumentarien und über Prioritäten in der Geburtshilfe. Man kann nicht alles gleichberechtigt und gleichzeitig nebeneinander haben, die maximale Sicherheit einer perfektionierten Medizintechnik vermittelt durch den Spezialisten und die Idylle der häuslichen Gebärstube.

Schließen möchte ich mit einem Zitat des Berliner Internisten Bernhard Naunyn. Er sagte Ausgang des vorigen Jahrhunderts: „Medizin wird Wissenschaft sein oder sie wird nicht sein". Unter Wissenschaft war nach dem Verständnis der damaligen Epoche Naturwissenschaft gemeint. In Ergänzung dieses Ausspruches möchte ich sagen: Geburtshilfe muß deutlich erkennbar mehr sein als Naturwissenschaft, wenn sie auch in Zukunft ihrem Anspruch voll gerecht werden will.

Auswirkungen der Perinatalmedizin auf die Struktur der klinischen Geburtshilfe

E.-J. Hickl

Dank der modernen Perinatalmedizin ist die Geburt heute so sicher wie noch nie. So hätten wir allen Grund, zufrieden zu sein. Aber nichts ist so gut, als daß es nicht noch besser sein könnte. Ein Blick über die Grenzen zu unseren skandinavischen Nachbarn zeigt uns das.

Viele Strukturen unserer Geburtshilfe haben sich durch die Perinatalmedizin verändert. Anhand von zwei Beispielen soll gezeigt werden, wo wir unsere Aktivitäten noch verstärken müssen, wenn wir bessere Ergebnisse erzielen wollen. Es sind dies

1. die Kooperation zwischen Ärzten und Hebammen,
2. die Struktur der Neugeborenen-Betreuung.

Zusammenarbeit zwischen Hebammen und Ärzten

Die Struktur des Hebammenberufes hat sich grundlegend gewandelt (Tab. 1a und b). Gab es vor 70 Jahren im damaligen Deutschen Reich noch fast 2 Millionen Geburten bei 40 000 Hebammen, so haben wir heute in der Bundesrepublik für 590 000 Geburten noch 5500. Waren vor 25 Jahren etwa 16% der Hebammen fest angestellt, so sind es heute 75%. Auch von den freiberuflichen Hebammen ist die weit überwiegende Mehrheit im Krankenhaus beschäftigt (Tab. 2). Neue Aufgaben wie Geburtsvorbereitung, Schwangerenbetreuung, Umgang mit technischen Einrichtungen etc. sind dazu gekommen [6].

Diese Umstellung ist nicht ohne Folgen geblieben: Es ist uns offensichtlich nicht gelungen, die stürmische Entwicklung der Perinatalmedizin auch unseren Hebammen so nahe zu bringen, wie es erforderlich ist und sie damit gut zu motivieren. Immerhin ist die Perinatalmedizin auf Gebiete vorgestoßen, die jahrhundertelang unumstrittenes Terrain der Hebammen waren. Es ist keine Frage, daß sich viele Hebammen verdrängt vorkamen. Vielleicht ist das zum Teil demonstrative Engagement vieler Hebammen, und besonders gerade der jüngeren, für alternative Geburtsmethoden bis hin zur Wiederbelebung der Hausgeburt als eine Art Protestreaktion zu verstehen.

Vor kurzem wurde eine Umfrage bei Hebammen veröffentlicht, deren Ergebnisse uns Geburtshelfer nachdenklich stimmen sollten [5] (Tab. 3a u. b). Er-

Tabelle 1 a Geburten und Hebammen in Deutschland (früheres Reichsgebiet)

Jahr	Geburten insgesamt	Hebammen insgesamt
1913	1 894 000	40 000
1926	1 227 000	29 000
1939	1 413 000	23 700

Tabelle 1 b Geburten und Hebammen in Deutschland (Bundesrepublik Deutschland)

Jahr	Geburten insgesamt	Hebammen insgesamt
1950	772 000	11 700
1952	816 225	?
1953	812 552	11 240
1960	983 678	9 442
1971	786 200	6 708
1979	585 309	5 493
1982	507 084	5 741
1983	594 177	5 528

Tabelle 2 Angestellte und freie Hebammen in der Bundesrepublik

	Hebammen		
Jahr	Fest angest.	Freiberufl. tätig	Mit Krankenhaus-tätigkeit
1953	995 = 8,9%	10 245 = 91,1%	4 213
1960	1 536 = 16,0%	7 906 = 84,0%	3 289
1971	2 852 = 42,5%	3 856 = 57,5%	2 545
1979	3 784 = 68,9%	1 709 = 31,1%	1 140
1982	3 989 = 69,5%	1 752 = 30,5%	1 198
1983	4 130 = 74,7%	1 398 = 23,3%	–

kenntnisse, die längst gesichert sind und keine Diskussionspunkte mehr darstellen, werden auf einmal wieder bezweifelt. Was hat das zu bedeuten, wenn 60% der Befragten die ärztliche Verordnung schmerzstillender Medikamente nicht für richtig halten? Oder wenn 40% für die Abschaffung der Kreißsäle eintreten? Was ist der psychologische Grund, wenn immerhin 30% der Befragten entgegen allen objektiven Erkenntnissen die Hausgeburt für nicht gefährlicher halten als die Klinikgeburt? Oder, bedenklicher noch, die überwiegende Mehrheit die ambulante Geburt – einen Kompromiß zur Hausgeburt – für besser hält als die Klinikgeburt? Vielleicht ist die von fast 90% vertretene Meinung, die

Tabelle 3 a Hebammenbefragung zur Geburtshilfe [5]

Frage	Zustimmung	Ablehnung
Ich gebe schmerzstillende Medikamente, wenn Arzt dies für richtig hält	40,1%	59,9%
Alle Kreißsäle abschaffen	40,1%	59,9%
Hausgeburt ist gefährlicher als Klinikgeburt	70,4%	29,6%
Ambulante Geburt besser als Klinikgeburt	65,3%	34,7%

Tabelle 3 b Hebammenbefragung zur Geburtshilfe [5]

Frage	Zustimmung	Ablehnung
Hebammen werden herausgedrängt	87,9%	12,1%
Ausbildung zu einseitig auf klinische Geburtshilfe ausgerichtet	78,8%	21,2%
Neugeborenensterblichkeitssenkung durch technischen Fortschritt nicht möglich	70,5%	29,5%
Schwangere fühlt sich hilflos ausgeliefert	65,6%	34,4%

Hebammen würden herausgedrängt, der psychologische Schlüssel dafür. Kritik wird auch an der Ausbildung laut – 80% halten sie für einseitig – und am Einsatz der apparativen Ausrüstung: 70% glauben nicht, daß sie die Sterblichkeit senkt. Was soll man davon halten, wenn diejenigen, die die Gebärenden in erster Linie betreuen, mehrheitlich der Meinung sind, die Frau fühle sich hilflos ausgeliefert?

Lassen wir es dahingestellt sein, ob und wieweit diese Umfrage tatsächlich repräsentativen Charakter hat. Wir können diese Antworten aber nicht nur als Protestreaktion werten und zur Tagesordnung übergehen. Wir dürfen nicht vergessen, daß der intensive Kontakt der Hebamme mit Schwangeren und Kreißenden, insbesondere in den immer häufiger von Hebammen geleiteten Vorbereitungskursen, meinungsbildend ist. Bereits bei der Hebammenausbildung müssen wir das bedenken. Es ist nicht gleichgültig, in welcher Weise die Schülerinnen die moderne Geburtshilfe nahegebracht bekommen.

Der ärztliche Einfluß könnte nachlassen. Nach dem neuen Hebammengesetz darf eine Hebammenschule zwar von einer Hebamme allein, nicht aber von einem Arzt allein geleitet werden. Bei der gemeinsamen Leitung braucht der Arzt nicht einmal Facharzt für Geburtshilfe zu sein.

Saling [4] hat erst vor kurzem darauf hingewiesen, welche problematische Rolle die Medien zum Teil in der geburtshilflichen Information spielen. Wie können wir erwarten, daß die Frauen vertrauensvoll zur Geburt kommen, wenn nicht nur die Medien, sondern auch Ärzte und Hebammen verschiedene Sprachen sprechen?

Wir sollten diesem Problem die Aufmerksamkeit zuwenden, die es verdient, weil es die Grundlagen unserer täglichen Tätigkeit berührt. Wir tun viel für die Schwangereninformation. Tun wir aber auch genug für die Kooperation und Koordination mit unseren wichtigsten Mitarbeiterinnen? Hier gibt es noch viel zu tun, und wir sollten nicht so lange warten, bis es zu spät ist. Aber auch die Hebammenverbände müssen sich ihrer Verantwortung bewußt werden. Sie sollten vor ihren Mitgliedern und der Öffentlichkeit klare Stellung beziehen und sich von unkritischen, unqualifizierten und gefährlichen alternativen Forderungen distanzieren. Wenn es um die Sicherheit von Mutter und Kind geht, darf es keine Konzessionen und keine Kompromisse geben.

Die Struktur der Neugeborenen-Betreuung

Ein weiteres Problem ist die Struktur der Neugeborenen-Betreuung. Die perinatale Sterblichkeit ist heute so niedrig, daß sie als Maßstab für die Leistungsfähigkeit der Geburtshilfe nicht ausreicht. Wir müssen auch die Morbidität berücksichtigen. Hier ist der Ansatz für unsere weiteren Bemühungen. Unsere guten Ergebnisse verdanken wir zu einem erheblichen Teil der modernen Neonatologie. Die Ergebnisse gerade bei dem wichtigen Kollektiv der frühgeborenen und dystrophen Kinder sind so eindrucksvoll, wie man es sich vor wenigen Jahren noch nicht zu erhoffen wagte. Nichts charakterisiert den Strukturwandel treffender als der Ausspruch Heubners 1884 bei der Übernahme der Berliner Universitäts-Kinderklinik: „Mein Vorgänger Henoch hat mir geraten, die Säuglingsabteilung ganz eingehen zu lassen, da sie nur dazu führt, die Klinik zu diskreditieren“ [3]. Hier hat die Neonatologie, die erst vor 25 Jahren von Schaffer ins Leben gerufen wurde, grundlegenden Wandel geschaffen. Der Ausspruch „Jeder Geburtshelfer ist nur so gut wie ihn sein Neonatologe läßt“ kennzeichnet die Situation besonders der untergewichtigen Kinder sehr gut. Allerdings kann man ihn mit der gleichen Berechtigung auch umkehren. Daraus geht anschaulich hervor, wie unverzichtbar eine enge Kooperation zwischen diesen beiden Gebieten ist. Hier ist aber noch vieles verbesserungsfähig. Es beginnt schon mit der Planung: Obwohl enge räumliche Zuordnung von Neonatologie und Geburtshilfe wichtigste Voraussetzung für gute Resultate ist, setzt man sich oft darüber hinweg. In einer norddeutschen Großstadt wurde zum Beispiel gegen den eindringlichen Rat der Neonatologen die neue Kinderklinik weit entfernt von jeder Geburtshilfe gebaut [1].

Zwei Tatsachen sind für niedrige Mortalitäts- und Morbiditäts-Zahlen entscheidend:

1. Die optimale Behandlung des erkennbar gefährdeten oder beeinträchtigten Neu- und Frühgeborenen,
2. die optimale Betreuung des sogenannten gesunden Neugeborenen.

Ich möchte mich auf den zweiten Punkt beschränken, weil hier noch viele Mißverständnisse bestehen. Lebensfrische Neugeborene, die am Termin mit gutem Apgar-Score ohne sichtbare Fehlbildungen geboren werden, gelten als „gesunde" Kinder, die keiner besonderen Versorgung bedürfen. Das stimmt nur sehr bedingt: Wie Preuss und Mentzel zeigen konnten (Tab. 4), tritt auch nach normaler Schwangerschaft und ungestörtem Geburtsverlauf bei jedem vierten sogenannten gesunden Neugeborenen in den ersten Lebenstagen eine Risikobelastung auf [2]. Ein optimaler Apgar-Score schließt wesentliche Störungen nicht aus (Tab. 5). Bis zum 4. oder 5. Lebenstag zeigt sich erst, ob der kindliche Organismus zu einem ungestörten Dauerbetrieb in der Lage ist [2]. In dieser Zeit können Störungen manifest werden, die zum Zeitpunkt der Geburt noch nicht erkennbar waren (Tab. 6), z. B. Herzfehler, Hypoglykämie,

Tabelle 4 Perinatales Risiko beim „gesunden" Neugeborenen [2]

Geburtenzahl	1583
Schwangerschaft und Geburt normal	702
Postnatales kindliches Risiko	175 = 25%

Tabelle 5 Neugeborenenrisiko bei optimalem Apgar-Score [2]

Symptom	Nicht auszuschließen
Herzschlag > 100	Tachykardie, Herzvitium, Myokarditis, Herzinsuffizienz
Regelmäßige Atmung	Tachypnoe, Atemnotsyndrom, Lungeninsuffizienz, Mekoniumasp. Pneumonie
Rosige Hautfarbe	Polyglobulie
Muskeltonus gut	Hypertonus, Hyperexzitabilität
Reflexerregbarkeit	Neuromuskuläre Übererregbarkeit, Hirnblutung, Intoxikation, Drogenentzug

Tabelle 6 Komplikationen bei „gesunden" Neugeborenen in den ersten 2–4 Tagen [2]

Symptome	Ursachen
Tachypnoe	Atemnotsyndrom, angeb. Herzfehler, Hirnblutung, Sepsis
Zyanoseanfälle	Aspiration, Herzfehler, Sepsis
Fieber	Durstfieber, Infektion
Unterkühlung	Hirnblutung, Sepsis, Hypoglykämie
Exsikkose	Adrenogenitales Syndrom
Ödeme	Niereninsuffizienz, Hypoglykämie
Hyperexzitabilität, Krämpfe	Hypoglykämie, Meningitis, Hirnblutung
Ikterus	Transitorische Leberinsuffizienz, erhöhte Hämolyse

Hyperbilirubinämie etc. Entscheidend ist, wie früh Warnsymptome wahrgenommen werden (Tab. 7).

Die Spätdiagnose verschlechtert die Prognose erheblich. Das gilt auch für Organfehlbildungen wie Ösophagusatresie, Duodenalatresie, Mekoniumpfropf etc. (Tab. 8). Es genügt nicht, wenn der Geburtshelfer oder die Kinderschwester den Kinderarzt erst holt, wenn das Kind für sie erkennbar krank ist. Erfahrungsgemäß ist die Krankheit dann bereits fortgeschritten.

Eine Reihe von Todesfällen ist bei Frühbehandlung vermeidbar (Tab. 9).

Die Diagnose „gesundes Neugeborenes" ist in den ersten vier bis fünf Tagen also nicht mit ausreichender Sicherheit zu stellen. Hier ist die Zusammenarbeit mit dem Neonatologen nicht nur verbesserungsfähig, sondern verbesserungspflichtig [2].

Tabelle 7 Komplikationen bei primär „gesunden" Neugeborenen [2]

Diagnose	Frühsymptome	Spätsymptome
Anämie (Hk < 45%)	Inaktivität, Abkühlung, Blässe, Somnolenz	Metab. Azidose, Zerebralschaden
Polyglobulie (Hk > 68%)	Plethora, Akrozyanose, Hypotonie	Krämpfe, Tachypnoe, Herzinsuff., Zerebralschaden
Infektion (Leuko > 20 000)	Anamnese, leichtes Atemnotsyndrom	Sept. Schock, Pneumonie, Meningitis

Tabelle 8 Fehlentwicklungen – Früh- und Spätdiagnose [2]

Anomalie	Frühdiagnose	Spätdiagnose
Ösophagus-atresie	Sondenprobe > 2 h	Aspiration, Pneumonie
Duodenal-atresie	Erbrechen, Magenrest (10 – 15 ml)	Subileus, Ileus
Darmobstruktion	Zunahme Abdomen OP ohne Stoffwechselstörung	Erbrechen, Ileus schwere Stoffwechselentgleis.
Adrenogenitales Syndrom	Gewichtsverlust, Exsikkose, K ↑ Na ↓	Schock, Hyperkaliämie, Herzstillstand

Tabelle 9 Vermeidbare Todesursachen bei anfangs „gesunden" Neugeborenen [2]

Beta-hämolyt. Streptokokkensepsis
Sepsis, Meningitis (Coli, Pyocyaneus, Staphylokokken)
Spontanpneumothorax, Aspirationspneumonie
Organfehlbildungen mit guter Operationsmöglichkeit
Adreno-genitales Syndrom

Einer optimalen Kooperation stehen aber noch zahlreiche Hindernisse im Wege. Eines ist die sicher unbegründete Furcht mancher Kinderärzte, daß Geburtshelfer die Intensivbetreuung von Risikokindern in die Frauenklinik ziehen wollen. Sie kann und wird wohl aus einer mißverständlichen Formulierung entstanden sein. Man muß die verschiedenen Betreuungsstufen strikt trennen:

Die *Intensivbehandlung* (Stufe 3) gehört in die medizinisch autarke Kinderklinik, der alle diagnostischen und therapeutischen Spezialgebiete zur Verfügung stehen, z. B. Peritonealdialyse, Kinderchirurgie etc. Eine solche Behandlung benötigen 2–4% der Neugeborenen. Sie sollte in der Kinderklinik geschehen [7].

Anders ist es mit der *Spezialbeobachtung* (Stufe 2): Sie umfaßt Maßnahmen zur Stabilisierung von anpassungsgefährdeten und mäßig anpassungsgestörten Kindern. Das sind 8–15% der Neugeborenen. Wenn einige Grundvoraussetzungen personeller und apparativer Art erfüllt sind (z. B. 24-Stunden-Präsenz), kann dies in einer Frauenklinik geschehen. Ein Großteil der Kinder sollte in der Klinik bleiben, da eine Trennung von der Mutter nach der Geburt heute nur noch aus schwerwiegenden Gründen hingenommen werden kann. Maßstab für die Auswahl sollte sein, daß die Kinder nicht länger in der Klinik bleiben müssen als die Mütter [7].

Die Organisation der Neugeborenen-Betreuung wird immer ein Kompromiß sein zwischen den Optimalforderungen und den finanziellen und den personellen Möglichkeiten. Speziell bei Frühgeborenen ist eine vernünftige Regionalisierung unvermeidlich [8]. Eine solche Intensivbeobachtung wird sicher nur an einer relativ kleinen Zahl von Kliniken möglich sein. Es muß aber hier auf eine weitere Möglichkeit hingewiesen werden, die die logische Folge aus dem ist, was über das sogenannte gesunde Neugeborene ausgeführt wurde, die viel weniger aufwendig ist und die sich bewährt hat: Es ist der Neonatologe in der größeren Frauenklinik, der mit einer leistungsfähigen Kinderklinik zusammenarbeitet.

Solche Einrichtungen werden von einigen kritisiert bzw. abgelehnt mit Formulierungen wie „neonatales Alibi“ etc. Das wäre, als ob man jemandem den Golf, den er braucht und sich leisten könnte, verwehrt und ihn auf den Rolls Royce verweist, den er sich nicht leisten kann.

Von Loewenich hat darauf hingewiesen, daß die U-2, d. h. die Untersuchung vom 3.–10. Lebenstag, einen Kompromiß darstellt [1]. Besser sei es, das Kind möglichst bald nach der Geburt und dann ein zweites Mal im Alter von 5–6 Tagen von Neonatologen ansehen zu lassen. Dies ist durch den ständig anwesenden Pädiater gewährleistet.

Der Tätigkeitsbereich eines Neonatologen in einer Frauenklinik umfaßt folgende Punkte:

1. Volle Integration in das geburtshilfliche Team,
2. Betreuung der Neugeborenen-Abteilung,

3. Kontakt zur Kinderklinik,
4. Mütterberatung inclusive Elternunterricht,
5. Beratung nichtschwangerer Frauen,
6. Hebammen- und Schwesternfortbildung.

Besonders bewährt hat sich die Einbeziehung in das geburtshilfliche Team bei der Betreuung und Beratung unentbundener Mütter (Mehrlinge, Frühgeburten, Gestosen etc.), die Teilnahme an den Klinik-Konferenzen gemeinsam mit dem Laborarzt, die allmorgendliche Visite im Kreißsaal. Er betreut die Neugeborenen-Abteilung und leitet die Mütterberatung, er entscheidet bei Risikofällen über die Verlegung, er ist tagsüber bei fast allen Geburten, auf jeden Fall aber bei Risikogeburten, präsent, er ist beteiligt an der Entscheidung über den optimalen Entbindungstermin bei intrauterin gefährdeten Kindern oder bei elektiven Kaiserschnitten. Er stellt auch den Kontakt zum nachbehandelnden Pädiater her. Nach Riegel bieten ca. 40% aller Neugeborenen atypische Befunde, die erkannt, dokumentiert und behandelt werden müssen. Auch wenn dabei ein großer Teil Bagatellfälle sind, kann eine sorgfältige Beobachtung Krankheiten mit größerem Aufwand verhindern oder mildern [3].

Die Verlegungshäufigkeit von Kindern kann um etwa 30% reduziert werden. Dies ist für die Mutter/Kind-Beziehung natürlich von größter Bedeutung.

Die Berechtigung für den Neonatologen läßt sich im übrigen auch mit Zahlen belegen: Man rechnet für einen Arzt rund 2000 Arbeitsstunden pro Jahr. Mit 2 Arbeitsstunden pro Mutter und Kind ist er bereits bei 1000 Geburten ausgelastet [3].

Wir Geburtshelfer wünschen uns auf diesem Gebiet eine noch engere Zusammenarbeit mit den Pädiatern. Wir würden uns freuen, von den Kinderärzten Vorschläge zu bekommen, die den tatsächlichen praktischen Gegebenheiten Rechnung tragen.

Literatur

[1] Loewenich, V. v.: Pers. Mitt. 1985.

[2] Mentzel, H.: Das postnatale Risiko bei Neugeborenen bei Klinikgeburt, ambulante Geburt oder Hausgeburt. In: Die humane, familienorientierte und sichere Geburt (Hillemanns, Steiner, Richter, Hrsg), S. 120–124. Georg Thieme Verlag, Stuttgart 1983.

[3] Riegel, K.: Pers. Mitt. 1984.

[4] Saling, E.: Die öffentliche Diskussion über die Geburtshilfe und deren Auswirkungen. In: Geburtshilfe im Widerstreit der Meinungen (Hickl, E.-J., Hrsg), S. 19–28. Symposiom für Ärzte und Hebammen am 3. 9. 1983 Hamburg.

[5] Stössel, U., B. Langener: Ergebnisse einer wissenschaftlichen Untersuchung zum Hebammenberuf. Deutsche Hebammenzeitschrift **37** (1985) 181–184.

[6] Trombik, E.: Die Hebammen 1885–1985. Bundeskongreß der Deutschen Hebammen. Bonn, 13. 5. 1985.

[7] Die Betreuung von kranken und gefährdeten Neugeborenen. Gemeinsame Stellungnahme der Gesellschaft für Gynäkologie und Geburtshilfe, der Deutschen Gesellschaft für Kinderheilkunde, der Deutschen Gesellschaft für Perinatale Medizin und der Deutsch-österreichischen Gesellschaft für Neonatologie und pädiatrischen Intensivmedizin. Z. Geburtshilfe Perinatol. **188** (1984) 287.
[8] Hickl, E.-J.: Zur Frage der geburtshilflich-pädiatrischen Versorgung von Frühgeborenen in der Bundesrepublik Deutschland. Gynäkologe, im Druck.

Der internationale Einfluß der europäischen perinatalen Medizin

M. Thiery

Als Professor Dudenhausen mich einlud, über den Einfluß der europäischen perinatalen Medizin zu sprechen, nahm ich die Einladung sofort an. Was ich zuerst als eine relativ unkomplizierte Sache betrachtete, entwickelte sich allerdings als recht schwierig. Die tatsächliche Herausforderung lag darin, aus dem Meer des Gedruckten das Wichtige herauszufinden. Ich hatte die Befürchtung, einerseits die Zuhörer mit einem langen Katalog von Namen und Tatsachen zu langweilen, andererseits, wesentliche Beiträge auszulassen, bzw. Erkenntnisse über diejenigen zu vergessen, die den Weg für diesen neuen Bereich der Medizin vorangetrieben haben. Abgesehen von diesen Risiken hat die Vorbereitung für diesen Vortrag mich stimuliert, und ich hoffe, daß diese nötigerweise gekürzte Version Ihnen nicht nur die Entwicklung der Geburtshilfe seit den 50er Jahren darstellt, sondern auch die Rolle, die unser Kontinent bei der Entwicklung der perinatalen Medizin gespielt hat.

Lieber Erich: Jahrestage von Pionieren bieten eine passende Gelegenheit zum Nachdenken und der 60. Jahrestag Deiner Geburt hat mir die Gelegenheit gegeben, die Vergangenheit genau zu überprüfen (die Geburtshilfe unserer Erziehungszeit), die Gegenwart abzuschätzen (die Geburtshilfe, die wir betreiben) und in die Zukunft zu schauen (wie werden unsere jüngeren Kollegen die Mütter und Kinder in den kommenden Jahren versorgen?).

Als Sie 1972 das *Journal of Perinatal Medicine* aus der Taufe hoben, schrieben Sie: „Unser gegenwärtiges Wissen über das intrauterine Leben ist noch in der Windelphase." Mehr als ein Jahrzehnt später ist das Paradox immer noch wahr, dennoch ist die perinatale Medizin trotz unseres mangelhaften Wissens Realität geworden; diese Spezialität ist passend von Ihnen benannt worden, sie ist volljährig geworden und wird praktiziert.

Spezielle Zeitschriften und regelmäßige Treffen propagieren wissenschaftliche Kenntnisse; es ist weltweit bekannt, daß Europa die Pionierrolle dieser Entwicklungen gespielt hat. Und noch etwas: Die wissenschaftlichen Anstrengungen haben nach und nach das Interesse derjenigen geweckt, die für die Gesundheit von Müttern und Kindern verantwortlich sind. Dies hat weiterhin verursacht: Neue Bewertung und neue Organisation der Vorsorge, Standardisierung der Definitionen, und Qualitätskontrollen werden durchgeführt auf regionalen, nationalen und internationalen (EG) Ebenen. Wir haben die alten Probleme unter neuen Aspekten betrachtet, viele Untersuchungen laufen jetzt in Multizenterstudien, des öfteren mit Anwendung der stichprobenartigen Vergleichsmethode. Unmittelbar danach zog unsere Spezialität die Anästhesisten an; aber vor allem ist es uns gelungen, Kollegen der Geburtshilfe und der Pädiatrie auf die Notwendigkeit aufmerksam zu machen, als Partner vorzugehen und zusammen über eine Lösung der gemeinsamen Probleme zu diskutieren.

Innerhalb von wenigen Dekaden hat die Geburtshilfe in der Geschichte einen einmaligen Sprung nach vorne gemacht, und ist so weit entwickelt, daß – falls unsere Lehrer wiederkehren sollten – Sie verwirrt wären durch die jetzigen Einstellungen und Techniken. Aber noch mehr würden die gegebenen Möglichkeiten sie verwirren, die durch die auf den Feten konzentrierte Medizin sich ergeben. Es ist wahr, daß das hauptsächliche Kennzeichen der zeitgenössischen Geburtshilfe darin besteht, daß der Ungeborene schon ein leicht erreichbares Individuum ist und als Patient behandelt werden kann. Ich freue mich darüber, daß der Organisator dieses Symposiums diese Tatsache anerkannt hat und daß das Symposium nach dem Titel Ihres epochemachenden Lehrbuches genannt wurde.

Lieber Professor Saling, als wir mit unserer Spezialität anfingen, war geburtshilfliches Denken immer noch überwiegend mechanistisch, wie es seit Smellie gewesen war. Das Grundsätzliche bestand darin, wie man das Kind von unten herausholen könnte. In diesem Zusammenhang war der Zustand des Kindes bei der Geburt sekundär, und perinatale Mortalität und Morbidität mußten als zur Reproduktion gehörende Gefahren akzeptiert werden.

Gelernte Anästhesisten fehlten, Antibiotika waren neu auf dem Markt, eine Blutbank war in der Klinik nicht vorhanden, Plasmaexpander tauchten erst am Horizont auf – riskante Voraussetzungen für einen Kaiserschnitt. Die Tatsache, daß heute zu viele Kaiserschnitte im sogenannten Interesse des Kindes (oder weil die „Kunst" abnimmt) durchgeführt werden, muß als der unvermeidliche Rückschlageffekt der Entwicklung der Perinatalmedizin akzeptiert werden, aber glücklicherweise geht diese Tendenz in den meisten Zentren jetzt zurück. Nach der Befreiung von der Furcht um die mütterlichen Risiken konnte der Geburtshelfer nun die Aufmerksamkeit seinem anderen Patienten widmen, nämlich dem ungeborenen Kind – und hier war das Glück auf seiner Seite. Das Auftauchen neuer Techniken und der allgemeine Fortschritt der Medizin lieferten ihm eine Reihe bisher unvermuteter Möglichkeiten, die er ausnutzte, um Zugang zum Feten zu erhalten. Bei dieser Entwicklung haben europäische Kliniker und Wissenschaftler eine beherrschende Rolle gespielt, wie ich jetzt mit einigen Beispielen darzustellen versuchen werde. Jedoch können nur wenige Bereiche in der begrenzten Zeit berücksichtigt werden, und weil die Wahl von einem Kliniker getroffen wurde, kommen die Beispiele unvermeidlich von der klinischen Seite des Spektrums.

Überblick

Bis zur Mitte des gegenwärtigen Jahrhunderts basierte die Diagnose des fetalen Zustandes allein auf der Auskultation der kindlichen Herztöne. Ab 1821 waren Modifikationen Laennec's „pectoriloque" – sogenannte Fetoskope – die einzigen vorhandenen Instrumente, die während der letzten Hälfte der Schwangerschaft fetale Herztöne aufnahmen, um feststellen zu können, daß der Fetus noch am Leben war. Es war schon seit Mitte des 19. Jahrzehntes bekannt, daß Verlangsamungen des fetalen Herzschlages unter der Geburt drohende Zeichen waren und nach einer Extraktion riefen, wenn diese durchführbar war. Jedoch dauerte es noch fast 50 Jahre, bevor die klinische fetale Herzschlagüberwachung (FHR) als Routine in den europäischen Ländern akzeptiert wurde. Die fetale Überwachung mit dem Stetoskop blieb aber ein vernachlässigtes Thema in den amerikanischen Lehrbüchern bis Anfang des ersten Weltkrieges. Im Laufe der Zeit wurde versucht, die Fetoskope zu verbessern, hauptsächlich durch die Anwendung von Lärmverstärkern.

Schließlich führte 1964 die Anwendung des akustischen Doppler-Prinzips zur Entwicklung eines Meßgerätes der fetalen Herzschläge. Diesem Gerät gelingt im gleichen Moment der klinischen die elektronische Auskultation.

Die 50er Jahre brachten die Entwicklung mehrerer neuer Wege zur Bestimmung des fetalen/neonatalen Zustandes: Elektronische Überwachung der fetalen Herzaktivität, Fetalblutanalyse und Bestimmung des Säure-Basen-Haushaltes im Nabelschnurblut. Jede dieser Neuheiten erwiesen sich als äußerst erfolgreich, und ihre kombinierte Anwendung ist immer noch das Rückgrat für die Überwachung des Ungeborenen und die Zustandsdiagnostik des Neugeborenen. Zur gleichen Zeit und auch später wurden völlig verschiedene Wege erforscht, und so hatten z. B. Untersuchungen der fetalen Umgebung und die Methoden der bildlichen Darstellung des Feten dem Geburtshelfer neue Informationen geliefert.

Elektronische Überwachung der fetalen Herzaktivität

In der ersten Dekade des jetzigen Jahrhunderts war es Forschern in Deutschland gelungen, fetale Herzsignale aufzunehmen: 1906 registrierte Cremer mit Einthovens Saitengalvanometer das fetale Elektrokardiogramm, 1908 Hoffbauer und Weiß das Phonokardiogramm. Dennoch hielt die Schwierigkeit an, diese Signale zu zählen. Denn die letzrere Methode nahm das doppelte Herzsignal auf, das EKG Signal dagegen brachte die Schwierigkeit, zwischen mütterlichen und fetalen Komplexen zu unterscheiden. Erst in den 50er Jahren konnten die mit der Tachographie verbundenen Problemen gelöst werden. Es ist in drei europäischen Ländern unabhängig voneinander gelungen, direkt vom Feten erhaltene EKG-Signale zu registrieren: in England durch Smyth 1953, in Schweden durch Ingelman-Sundberg und Lindgren 1955, und in Frankreich durch Sureau 1955. Sureau benutzte diese Technik hauptsächlich für die Analyse fetaler Herzkomplexe, aber dies war nicht produktiv, weil das Konzept des pathognomonisch hypoxischen fetalen EKGs immer noch in Frage gestellt wird. Auf der anderen Seite des Atlantiks benutzten Hon und Caldeyro-Barcia die direkte Tachographie, um die FHR zu registrieren. Durch diese Art der Untersuchung ist es gelungen, die intrapartale elektronische Überwachung des Feten zu fördern.

All dies hinterließ ein unter klinischen Aspekten sehr wichtiges ansonsten aber untergeordnetes Problem, und zwar die Konstruktion eines leicht applizierbaren Gerätes für die Registrierung des fetalen EKG. Schließlich löste Hon in den USA dieses Problem. Er entwickelte 1963 seine auch heute noch benutzte Clip-Elektrode. Obwohl sie wirklich niemals übertroffen wurde, gab es eine Reihe von Modifikationen, wie z. B. die Salingsche Stachelelektrode und die erstmals in Japan konzipierte Spiralelektrode. Als die Schraubelektrode von Rüttgers und Kubli 1971 einen geeigneten Applikator bekam, erreichte diese Elektrode überall in der Welt eine weite Verbreitung.

Die direkte fetale elektrokardiographische Tachometrie hat praktische Grenzen. Da vor der Registrierung die Fruchtblase eröffnet werden muß, kann diese Methode nur unter der Geburt durchgeführt werden. Diese Schwierigkeit verursachte die Suche nach nicht-invasiven FHR Überwachungstechniken und – hier wieder – spielten europäische Untersuchungen eine entscheidende Rolle. 1961 schlugen Sureau und Trocellier eine Technik vor, die mütterlichen EKG Signale zu unterdrücken. Fast zur gleichen Zeit entwickelte Konrad Hammacher in Deutschland ein von dem Phonokardiogramm abgeleitetes Prinzip zur Bestimmung des intrauterinen FHR. Aber es dauerte bis 1967, ehe die technischen Schwierigkeiten überwunden waren, um die Herstellung (Hewlett-Packard) des ersten klinisch brauchbaren fetalen Überwachungsgerätes zu ermöglichen. Hammacher gab seinem Instrument einen geeigneten Namen, er nannte es einen Kardiotokographen und betonte dabei eine seiner wichtigsten Eigenschaften: gleichzeitige Registrierung des FHR und der uterinen Wehentätigkeit. Von diesem Namen bildeten Kliniker später die Bezeichnung CTG.

Externe Tokometrie steht jedoch minderwertig nur der internen Messung der Druckänderungen gegenüber. Sie besitzt den Vorteil, daß Beobachtungen bei intakter Blase gemacht werden können. Diese Eigenschaft wurde ausgenutzt, und Hammacher bleibt der unbestrittene Vater der antepartalen elektronischen Überwachung. Weil die Wurzeln dieser Entwicklung aus Deutschland stammen, ist die ante- und postpartale Überwachung unter deutschsprachigen Geburtshelfern schon zu einer Zeit populär geworden, in der im englisch sprechenden Raum die Kliniker sich noch auf intrapartuale elektronische Überwachung beschränkten.

Ultrasonographische FHR-Überwachung, die dritte Methode zur Überwachung der fetalen Herzaktivität, wurde 1964 durch den in den Staaten von Callahan entwickelten Doppler Pulse Detector inspiriert; diesen habe ich im Zusammenhang mit dem Stethoskop schon erwähnt. Aus theoretischen Gründen betrachtete Dr. Edward Bishop (berühmt durch den Score) die Kombination der Doppler-ultrasonographischen Tachographie und der externen Tokographie als das meist versprechendste Überwachungssystem. 1968 berichtete er über die ersten mit einem einzelnen flachen ultrasonographischen Transducer am mütterlichen Abdomen erhaltenen Ergebnisse, an dem Punkt der lautesten Signale. Die Technik mangelte an Reproduzierbarkeit, und das Hauptproblem bestand darin, daß man eine verbesserte Methode für die dauerhafte Signalwiedergabe brauchte. Dies wurde endlich in den 70er Jahren durch die Anwendung von multi-ultrasonographischen Transducern gelöst. Heutzutage werden die Dopplersignale – geebnet, verteilt, gefiltert und eingestellt – in zahlreichen kommerziellen fetalen Überwachungsgeräten benutzt.

Die Interpretation des Kardiotokogramms umfaßt die kombinierte Registrierung der FHR und der uterinen Aktivität. Diese Kombination wurde 1958 zum ersten Mal von Caldeyro-Barcia entwickelt. Aber die Registrierung der uterinen Aktivität hat eine lange Geschichte. Schatz aus Deutschland wird im allgemeinen als der Vater der Tokographie imJahre 1872 zitiert, aber seine groben extra-amnialen Ballons – ähnlich der späteren Entwicklungen der externen Tokographen von Lorand und Smyth – erlaubten keine Quantifikation uteriner Motilität. Die Registrierung der uterinen Aktivitätsvariationen basiert auf Druckänderungen im Fruchtwasser, sie wurde erst 1952 realisiert, und zwar durch den Einsatz eines open-end Polyäthylenkatheters. Ein englisches Team (Williams und Stallworthy) benutzte den transzervikalen Weg, während Caldeyro und Alvarez den transabdominalen Zugang bei ihren Patientinnen zu benutzen. Jedoch verfolgte Caldeyro diese Art der Forschung und wurde so der Pionier der internen Tokographie: ein Instrument, das ihm erlaubte, die spontane Wehentätigkeit und die uterine Pharmakologie gründlich zu studieren. Quantitative Tokographie ist also eine „Südamerikanische“ Erfindung; aber hoffentlich ohne unangemessenen Chauvinismus, möchten wir an die nicht allgemein bekannten Tatsache erinnern, daß Caldeyro-Barcia europäische Wurzeln hat: sein Training fand bei zwei belgischen Untersuchern statt, nämlich dem Physiologen Corneel Heymans und dem Pharmakologen Zenon Bacq.

Anfang der 60er Jahre veröffentlichten Caldeyro und Hon beschreibende Klassifikationssysteme für die intrapartalen FHR-Muster, basierend auf ätiopathologischen Annahmen. Diese beiden Systeme sind jedoch nahezu vergleichbar, und in der Tat sind sie nur in der Nomenklatur verschieden. Sobald der Mangel strenger pathophysiologischer Korrelationen zwischen diesen Klassifikationssystemen allgemein wahrgenommen wurde, stellte Sureau 1968 ein quantitatives Konzept für die klinische Interpretation von FHR-Registrierungen vor; er schlug die Messung der FHR-Dezelerations-Fläche (dip area) vor. Später verfeinerte er diesen Parameter durch die Einführung seines Konzeptes der Restfläche, d. h. der Messung der Dezelerationsfläche, die nach Vollendung der Wehe vorhanden ist.

Durch seine beträchtliche Erfahrung mit dem antepartalen CTG lernte Hammacher bald, daß der fetal distress auch mit den kurzzeitigen Oszillationen des FHR festgestellt werden kann. Er richtete 1968 seine Aufmerksamkeit auf den klinischen Wert der Veränderungen der Oszillationsamplitude und ein Jahr später auf die Oszillationsfrequenz zur Interpretation des Kardiotokogrammes. Beide Behauptungen werden noch akzeptiert, und sie bilden die Grundlage des weit benutzten Klassifikationssystem der Oszillationstypen von Hammacher.

Semi-quantitative Einstellungen zur visuellen Interpretation des antepartalen CTGs wurden in den 70er Jahren eingeführt, hauptsächlich in Deutschland. Das Evaluierungssystem von Kubli (1971) und die Scores von Hammacher (1974) und Fischer (1976) werden heute noch von Klinikern benutzt. In diesem Zusammenhang muß auch der wichtige holländische Beitrag zu visueller CTG Interpretation von – unter anderen – de Haan, Trimbos, Keirse und Visser – erwähnt werden.

Etwa 1968 richtete Hammacher seine Aufmerksamkeit auf den Einfluß des fetalen Schlaf/Wach Status auf die Oszillationsmuster, und schlug Methoden vor, um den schlafenden Feten zu wecken. Um die utero-plazentare Reservekapazität zu bestimmen, schlugen Hon und Wohlgemut 1961 in den USA ihren Belastungstests vor. Mehrere Gruppen in Europa haben diese Art des Managements weiter entwickelt, insbesonders Hammacher (oxytocin challenge test 1967), Stembera (Step Test 1971) und Saling (Knee-Bend Load test 1979).

Fetalblutanalyse

Einen völlig anderen Weg zur Bestimmung des intrapartalen fetalen Wohlbefindens ging Saling 1960 mit seiner vorgeschlagenen Fetalblutanalyse (FBA). Diese Methode basiert auf einer festen theoretischen Annahme, und ihre Brauchbarkeit wurde überzeugend von seinem Entwickler sowie von anderen bestätigt – darunter Wulf, der 1967 die gute Korrelation zwischen Säure-Basen-Parameter in Blutproben aus dem fetalen Skalp und aus der Nabelschnur zeigte.

Hauptsächlich in Europa wurde ab Mitte der 60er Jahre die FBA als eine zuverlässige Methode zur Erkennung der fetalen Hypoxie genutzt. Der Erfolg wurde durch die in Berlin von Saling durchgeführten Kurse beeinflußt. Hunderte von Kollegen lockten diese durch einfache Methoden gegebenen klinischen Möglichkeiten.

Anfang der 60er Jahre wurden die elektronische fetale Überwachung und die FBA noch als konkurrierende Methoden für die intrapartale fetale Überwachung betrachtet. Nachdem Caldeyro in Montevideo 1965 die Pioniere beider Bereiche gegenüber stellte, änderte sich langsam diese enge Einstellung, und gegenwärtig empfehlen die meisten Geburtshelfer folgendes: CTG ist das Verfahren des fetal distress screening, und FBA dient zur Diagnose der Hypoxie. Bei richtiger Nutzung erlaubt die Kombination von CTG und FBA den zeitgerechten Eingriff und vermeidet unnötige operative Eingriffe.

Aber die FBA hat vielmehr geleistet. Diese Methode hat erstmalig die Untersuchung akuter fetaler Hypoxie und die Bestimmung des Wertes des aktuellen geburtshilflichen Managements und der Interventionen ermöglicht. Skalpblutproben sind auch für die Bestimmung des fetalen Laktat/Pyruvat Haushaltes (Bretscher) benutzt worden, und die FBA zeigte den Weg zur Durchführung neuer Methoden der intrapartalen biochemischen fetalen Überwachung, wie z. B. die Registrierung des Gewebe-pH und die transkutane Messung der Blutgase (unter anderen, die Huchs, Rooth und Stamm). Walker und Wood, die als Erste Mikrothermistoren in der Spitze subkutaner Kanülen einsetzten, öffneten 1970 die Tür zur fetalen Temperaturüberwachung. Morgenstern beschäftigt sich jetzt in Düsseldorf mit der Entwicklung einer Clip-Elektrode für die Registrierung von Variationen der Temperatur bei Ungeborenen; die Veränderungen korrelieren so gut mit denen der FHR, daß sie als eine alternative Methode für die Überwachung der Sauerstoff-Hömeostase benutzt werden können. In der letzten Zeit berichtete Morgenstern auch über eine Skalpelektrode zur Registrierung der fetalen Kopfbewegungen in der zweiten Geburtsphase, die vielleicht für Forschungszwecke wertvoll sein könnte.

Nabelschnurblutanalyse

In den 50er Jahren wurde das in Baltimore von Eastman Anfang der 30er Jahre angefangene Studium des plazentaren Gastransfers aufgegriffen, unter anderem von Barron, Hellegers, Prystowski, Huckabee und Metcalve.

In Europa benutzte Saling 1960 die Messung des Säurebasenhaushaltes im Nabelschnurarterien- und Venenblut für die Diagnostik des neonatalen Zustandes. Fünf Jahre später publizierte er seine erste Studie über den klinischen Wert einer „kombinierten Diagnose" (klinischer und Aziditäts-Score) für die Evaluierung des fetalen Zustandes sofort post partum.

Unabhängig und fast zur gleichen Zeit unternahm Gösta Rooth in Schweden Untersuchungen über Nabelschnurblutgase und Säurebasenparameter. Um dem Praktiker die Bestandteile des Säurebasenhaushaltes zu übermitteln, veröffentlichte er 1966 ein Büchlein das – obwohl von einem unbekannten Editor nur im Offsetdruck erhältlich – die Quelle der Erleuchtung für Europäische Geburtshelfer werden sollte, die Ende der 60er Jahre nach und nach begannen, Nabelschnurblutanalysen zur Bewertung des geburtshilflichen Vorgehens heranzuziehen.

Der europäische Beitrag zur Förderung des biochemischen „Apgar Scores" ist also eindrucksvoll, und in diesem Zusammenhang dürfen die Namen von Bartels, Wulf, Jung und Kubli unter anderen aus Deutschland, Rooth und Jacobson aus Schweden und Beard aus Großbritannien nicht vergessen werden.

Obwohl Kubli den Säurebasenhaushalt immer noch als „den besten biochemischen Parameter für die Schätzung fetaler Oxygenation" betrachtet, und Stolte (1976) die gute Korrelation zwischen Nabelschnurarterien pH und semiquantitativen neuromotorischen Punktescore des Neonaten nach Prechtl und Beintema 1964 zeigte, ging die Suche nach besseren biochemischen Parametern des neonatalen Zustandes weiter. Zwei dieser Beispiele sollten erwähnt werden: der fetale übermäßige Laktatspiegel und die Konzentration des Hypoxanthins im Nabelschnurblut.

Beeindruckt von der Forschungsarbeit von Huckabee (1958) über die Folgen akuter Gewebehypoxie auf die Laktat/Pyruvat-Blutkonzentration Erwachsener, adaptiert Derom in Gent 1960 diese Richtung für die Bestimmung des intrauterinen Sauerstoffmangels. Weil die Mutter während der Geburt eine Sauerstoffschuld entwickelt, muß das Exzesslaktat (XL) einzeln in den mütterlichen und fetalen Gefäßen gemessen werden. Der fetale XL wird berechnet, indem man die mütterlichen Werte von den fetalen Werten abzieht. Der feto-maternale Differenz in XL (genannt $\Delta\ XL_{f\text{-}m}$), der als zuverlässiger Parameter einer fetalen Hypoxie während der Geburt akzeptiert wird, ist routinemäßig seit mehr als zwei Jahrzehnten in unserer Abteilung angewandt worden – zusätzlich zu den Parametern des konventionellen Säure-Basen-Haushaltes.

Weil Hypoxanthin sich während der Hypoxie in großen Mengen anhäuft, und leicht im Blut gemessen werden kann, wurde die Nabelschnurblutkonzentration dieser purinen Metabolite von Saugstad – mit Unterstützung von Rooth Mitte der 70er Jahren als Screeningmethode des Kindes bei der Geburt – erforscht. Nach neueren Daten (Théringer) müssen die Nabelschnurwerte von Hypoxanthin als ein ausgezeichneter Merker neurologischer Folgen wegen intrauteriner Hypoxie betrachtet werden.

Fetale Umgebung

Es wäre unverzeihlich, sollte ich vergessen – auch wenn es nur kurz sein muß – über die Pionierversuche europäischer Wissenschaftler und Kliniker zu sprechen, um unser Wissen über das fetale Milieu zu erweitern. Tatsächlich haben die direkte Beobachtung des Fruchtwassers und die Untersuchung der Fruchtwasserbestandteile die fetale Diagnostik und Behandlung in einem von niemanden vorgesehenem Maß verbessert.

Anfang der 50er Jahre war dem Inneren des menschlichen schwangeren Uterus ein quasi-sakraler Status zugeteilt. Es wird daher die Tollkühnheit von

Dr. Bevis gewürdigt, der erstmalig 1952 aus England über die Ergebnisse der visuellen Bestimmungen von Fruchtwasserproben berichtete, die durch Amniozentese bei erythroblastotischen Feten gewonnen wurden. Sein Mut hat sich gelohnt. Wir wissen alle, daß die Beobachtungen von Bevis die Behandlungen von Patientinnen mit Rhesuskrankheit grundlegend veränderten. Sie sind der Grundstein für die spektrographische Fruchtwasseranalyse (1961) und die symptomatische Behandlung schwer erkrankter Neugeborener (1965), die in Australien von Liley entwickelt wurde.

Ein sprunghafter Schritt zur Besserung des perinatalen Outcome dieser Gruppe von Patienten wurde in den Niederlanden unternommen, wo Dr. Seelen 1966 eine intrauterine Bluttransfusion über ein plazentares Choriongefäß versuchte. Weil die Ergebnisse entmutigend waren, hörte man mit der Forschung auf. Jedoch ist Seelens Versuch von historischer Bedeutung. Er deutete an, daß mit besseren Techniken für die plazentare Lokalisation und mehr selektiven uterolytischen Medikamenten die fetale Chirurgie eine Zukunft haben könnte.

Im gleichen Zusammenhang sollte die einfache diagnostische Methode eines deutschen Teams aus dem Jahre 1957 erwähnt werden. Tatsächlich ist der Kleihauer-Braun-Betke Test der entscheidende Test zur Bestimmung der prophylaktischen Dosierung der Anti-D-Gammaglobuline, die wir selektierten, nicht immunisierten Rh-negativen Müttern, nach der Geburt verabreichen.

Die Bilirubin-Studien von Bevis lösten die Suchaktion nach anderen chemischen Fruchtwasserbestandteilen aus, die als klinische Parameter der fetalen Reife und des Wohlbefindens dienen sollten. Die Untersuchung zellularer Bestandteile des Fruchtwassers war eine erfolgreiche Bemühung, die einen ganz neuen Bereich der Untersuchung fetaler Krankheiten eröffnete (Brosens).

Europäische Forscher waren auch Pioniere im Bereich der genetischen Amniozentese. Der erste Schritt kam 1956 mit dem Bericht über das erfolgreiche fetale „Sexing“ (basierend auf der Gegenwart von Barr's Chromatinsubstanz in amniotischen Zellen) durch drei Gruppen, eine davon in Kopenhagen (Fuchs und Rüs). Im gleichen Jahr bestätigte die Kopenhagener Gruppe die Durchführbarkeit der fetalen Blutgruppenbestimmung mit dem gleichen Material; danach prophezeite Fuchs mutig ... „die Bestandteile des Fruchtwassers erhalten andere genetische Marker, und die Amniozentese könnte für die antenatale Feststellung genetischer Störungen benutzt werden.“ Wie wir alle wissen, stellte sich diese Prophezeiung in jeder Hinsicht als richtig heraus. Das Jahr 1956 war das hervorragende Jahr, in dem Tjio und Levan in Schweden die Chromosomenzahl des Homo sapiens bestimmten; so wurden die Möglichkeiten des Karyotyping gefunden, die es drei Jahre später Lejeune in Paris erlaubten zu zeigen, daß ein zusätzliches Chromosom für das Down Syndrom verantwortlich ist.

Die grobe Technik der in den 60er Jahren benutzten diagnostischen Amniozentese war nicht frei von perinatalen Gefahren, und 1962 schlug Saling die Amnioskopie vor, als eine weniger invasive Methode zur optischen Fruchtwasseruntersuchung mit dem spezifischen Ziel der Überwachung des hoch-gefährdeten Feten. Obwohl schließlich die Popularität der Amnioskopie nachließ, stellte sich die bei der Amnioskopie gewonnene Erfahrung als enorm wertvoll heraus; sie förderte die FBA und verminderte die Gefahren, die bei solchen Methoden wie der fetalen Elektrode-Plazierung und der Fruchtblaseneröffnung vorhanden sind.

Ultraschall

Der Pionier der Anwendung des Ultraschalls in der Geburtshilfe war Ian Donald aus Glasgow; er war dafür verantwortlich, daß der erste arbeitsfähige Kontaktscanner 1964 kommerziell erhältlich war. Zusätzlich zu seiner wichtigen Rolle der Verfeinerung der sonographischen Hardware stellte Donald viele diagnostische Innovationen vor; aber die Namen anderer europäischer Forscher, die zur geburtshilflichen Sonographie beitrugen, sollten nicht unerwähnt bleiben: Campbell in England (der die fetale Biometrie entwickelte und erweiterte), Kratochwil in Österreich und Sunden in Schweden.

Die Anwendung des statischen B-Scan konzentrierte sich hauptsächlich auf Probleme, wie die Feststellung der frühen Schwangerschaft, Bestimmung des fetalen Wachstums, Diagnose von Mehrlingen und Lokalisation der Plazenta. Diese Epoche erreichte ihren Höhepunkt mit dem Weltkongreß in Amsterdam im Jahre 1973, wo die Enthüllung des Phänomens der wiederkehrenden Füllung der fetalen Blase durch Campbell und Wladimiroff die Ultrasonographie als ein Instrument des Studiums der fetalen Physiologie einführte. Technische Verbesserungen haben die Möglichkeiten pränataler Entdeckungen von fetalen Anomalien wesentlich erhöht, und die real-time Sonographie insbesonders hat dem Untersucher ein unerwartetes Fenster geliefert, durch das er fetale Aktivitäten und Verhalten beobachten und registrieren kann. Einige dieser Parameter werden jetzt auf ihre klinische Anwendbarkeit untersucht. Es ist bewiesen worden, daß die Korrelation zwischen fetalen Bewegungen und Veränderungen der elektrokortikalen Aktivität nahe dem Termin klinische Bedeutung hat. Nach Dawes ist die Notwendigkeit bestätigt, „Veränderungen im Verhalten des menschlichen Feten müssen pränatal berücksichtigt werden; z. B. für die Interpretation der FHR-Veränderungen".

Wirklich erstaunlich ist der neue Fortschritt in der Forschung über fetale Verhaltenszustände, hauptsächlich in Großbritannien (Dawes), in den Niederlanden (z. B. Visser, Van Geijn, Jongsma). In Nijmegen wurden diese Untersuchungen von dem Nijius-Martin-Eskes-Team weitergeführt; durch simultane Registrierung von FHR, Augenbewegung, und Glieder/Atmungaktivität konnten sie die Kontinuität zwischen fetalen und neonatalen Verhaltensmuster zeigen.

Uterine Pharmakologie

Die pharmakologische Veränderung der uterinen Motilität besitzt eindeutig europäische Wurzeln. Ein Faktor, der ohne Zweifel die kontinentale Forschung in diesem Bereich begünstigte, ist die zunehmende Einschränkung der klinischen Forschung in den USA. Jedoch gibt es auch andere Gründe, die den europäischen Vorsprung im Bereich uteriner Pharmakologie erklären; damit eingeschlossen die grundsätzliche Forschung von neuen uterotonischen Substanzen (z. B. Forschung der Prostaglandine in Skandinavien) und die Verfügbarkeit der von europäischen Pharmakonzernen hergestellten Betamimetika.

Einige Beispiele genügen, um die Größe und Vielseitigkeit neuer Entwicklungen in uteriner Pharmakologie aus Europa zu vermitteln. Turnbull und Anderson ergänzten 1968 ihre fast perfekte Technik für die konventionelle Einleitung der Geburt. 1973 löste Calder das Problem der zervikalen Reifung und verbesserte 1975 die extraamniotische Prostaglandin-Einführung durch die Übernahme des Gelprinzips, ursprünglich 1972 von Lippert in Deutschland vorgeschlagen. Die erste stichprobenartige Vergleichsstudie einer Betamimetikaverbindung für die Prävention der Prämaturität war ein Gemeinschaftsprojekt von Forschern aus mehreren europäischen Ländern Anfang der 70er Jahre; die potentiellen kardiovaskulären Gefahren dieser Therapie wurden intensiv untersucht, hauptsächlich Ende der 70er Jahre in Deutschland. Die akute Tokolyse zur intrauterinen Wiederbelebung wurde vorgschlagen und in Deutschland ergänzt; dieses Verfahren — das unter klinischen Bedingungen sehr wertvoll ist — ist überall in der Welt aufgenommen worden. Eine kurzzeitige intravenöse Applikation von Betamimetika ist in den 70er Jahren von Saling vorgeschlagen worden, um eine äußere Wendung zu ermöglichen. Es ist bewiesen, daß dieses Vorgehen die Notwendigkeit von abdominalen Schnittentbindungen reduziert. Schließlich schlug Turnbull vor, fetale Atmungsaktivität zur Vorhersage des „Outcome“ der Frauen mit vorzeitiger Wehentätigkeit zu nutzen.

Schlußfolgerungen

Die 50er Jahre markieren die Wasserscheide zwischen zwei geburtshilflichen Zeiträumen, beide mit den Wurzeln fest in Europa. Wir können nicht mit Sicherheit in die Zukunft blicken. Aber wir sehen keine neueren fetalen Überwachungsmethoden, die in der vorhersehbaren Zukunft klinisch zur Verfügung stehen werden. Also wird unsere Generation die verfügbaren Möglichkeiten so gut wir können ausnutzen müssen. Die hier geschilderten Beispiele zeigen deutlich, daß diese Werkzeuge wahrhaftig mächtige Instrumente sind.

Wandlungen in der operativen Geburtshilfe

F. Kubli

Die Entwicklung in der operativen Geburtshilfe, die Sie alle bestens kennen, ist im wesentlichen charakterisiert durch einen dramatischen Anstieg der Kaiserschnittfrequenzen, die von Werten zwischen durchschnittlich 3% und 5% anfangs der 60er Jahre angestiegen sind auf Zahlen zwischen 10% und 20%. Dieser Trend gilt universal für alle industrialisierten Länder, wenn auch mit unterschiedlicher Dynamik und Steilheit. Durchschnittliche Frequenzen in den Vereinigten Staaten dürften heute zwischen 15% und 20%, in der Bundesrepublik zwischen 10% und 15%, in der Schweiz etwas über 10% liegen. Die aktuellen Ziffern für 1984 sind 13,7% für die Bayrische Perinatalerhebung [1] und 10,9% für die Schweizerische Qualitätskontrollstudie [2].

Im folgenden möchte ich einiges zu den Prämissen und Kausalfaktoren dieser Bewegung sagen, weiterhin zur Frage, wieweit meßbare Ergebnisse mit dem Frequenzanstieg der Kaiserschnitte korrelieren und damit gleichzeitig auch zu den Grenzen und Problemen dieser Entwicklung. Dies kann zwingend nur bruchstückhaft sein und vieles wird als pars pro toto genommen werden müssen.

In den meisten Ländern ist die mütterliche Mortalität ebenso dramatisch abgefallen, wie in den letzten Jahren die Sectiofrequenz zugenommen hat. In der Tat stellte der durch die Fortschritte der operativen Medizin gegebene enorme Zuwachs an Sicherheit für die Mutter bei vaginaler und abdominaler Geburt die entscheidende Prämisse überhaupt für die Machbarkeit dieser Entwicklung dar. Auch scheint der globale Abfall der mütterlichen Sterblichkeit durch den Anstieg der Kaiserschnittfrequenz nicht oder doch nur geringfügig gebremst worden zu sein. Allerdings wird etwa aus den Zahlen der Britischen „Confidential Enquiries“ [3] klar, daß von Mitte der 60er bis Ende der 70er Jahre die sectioassoziierte mütterliche Mortalität nur relativ geringfügig, von 1,6 auf 0,8/1000 abgefallen ist (Tab. 1). Die aktuellen mütterlichen Mortalitätsziffern für die Bundesrepublik respektive die Bayerische Perinatalerhebung und für die Schweiz respektive die Schweizerische Qualitätskontrollstudie sind in der Tabelle 2 wiedergegeben und sie zeigen im Prinzip, daß auch hier kaum zu erwarten ist, daß die Mortalität bei genügend großen Zahlen wesentlich unter 0,5/1000 abfallen wird. Nach wie vor und auch heute ist die gegenüber der vaginalen Geburt erhöhte mütterliche Mortalität – selbstverständlich auch Morbidität – ein entscheidender Grund gegen eine exzessive Ausdehnung der Sectiofrequenzen.

Tabelle 1 Geschätzte mütterliche Mortalität pro 1000 Schnittentbindungen 1964–1978 (nach [3])

1964–1966	1.6
1967–1969	1.2
1970–1972	1.1
1973–1975	0.8
1976–1978	0.8

Tabelle 2 Aktuelle Zahlen zur mütterlichen Sectioletalität aus der Bayerischen Perinatalerhebung (BPE) und der schweiz. Qualitätskontrollstudie (CHA) (nach [2])

	BPE		CHA
1982			
Sectiones	11 038 = 11,97%		
Letalität	8 = 0,73‰		
1983		1983/1984	
Sectiones	11 434 = 13,09%	Sectiones	6460 = 10,89%
Letalität	3 = 0,26‰	Letalität	4 = 0,63‰

Motivation und Momentum des Wandels in der operativen Geburtshilfe allerdings war die zentrale Stellung, die dem Fetus seit etwa der 60er Jahre im Geburtsvorgang zugeschrieben wurde, gleichzeitig Hauptfigur des Geschehens und um ein Vielfaches vulnerabler als die Mutter. Wie so manches reflektiert auch die operative Geburtshilfe den Wandel des Fetus vom blinden Passagier zum individuellen Patienten. Es wurde klar, daß während der kurzen – wenn auch exzessiv gefährlichen – Zeitspanne des Geburtsvorganges fetale Schädigungen vermeidbar waren – im Gegensatz übrigens zur langen Periode der Schwangerschaft. Die entscheidende Maxime mußte und muß im übrigen immer noch sein, daß ein bis zum Geburtsbeginn apparent gesunder und extrauterin lebensfähiger Fetus durch den Geburtsvorgang keinen irreparablen Schaden erleiden darf.

Daraus resultierte die Zunahme von Sectiofrequenzen vor allem in drei umschriebenen Indikationsbereichen:

1. Protrahierte Geburt und schwierige operative Entbindungen aus Beckenmitte

Die Risiken protrahierter Geburt und schwieriger Zangen aus Beckenmitte sind durch Zahlen belegt und aus der individuellen Erfahrung jedem Geburtshelfer evident. Als Beispiel seien lediglich relativ neue Zahlen von Cohen und Friedmann [4] gezeigt, die das hohe Risiko der Zange aus Beckenmitte nach protrahiertem Geburtsverlauf demonstrieren (Tab. 3). Mehr oder weniger konsequent wurden protrahierte Geburtsverläufe abgekürzt und schwierige vaginal operative Entbindungen aus Schädellage vermieden; schätzungsweise um 30% des Anstieges der Sectiofrequenz entfallen auf diese Gruppe. Aus unserer eigenen, bescheiden gewordenen Erfahrung mit Zangen aus Beckenmitte (Tab. 4) ist vor allem von Interesse, daß 5 von 6 vaginalen Entbindungsversuchen, die letztlich mit Sectio endeten, eine allerdings leichte Azidose in der Nabelschnurarterie aufwiesen. Dies geschah unter den Bedingungen des sog. „double set up“, d. h. in voller Sectiobereitschaft im Operationssaal bei Feten, die vor Beginn der Operation keinerlei Zeichen von Hypoxie oder Azidose aufwiesen. Dies demonstriert das Katastrophenpotential von erfolglosen vaginal operativen Entbindungsversuchen, wenn diese nicht unter derartig kontrollierten Bedingungen ablaufen. Solche Situationen sind manchem von uns übrigens hinreichend aus der Gutachterpraxis bekannt.

Tabelle 3 Kindliches Risiko der vaginal-operativen Entbindung aus Beckenmitte nach normalem und protrahiertem Geburtsverlauf (modifiziert nach [4])

	Percent of Apgar Scores Less than 5		Perinatal Mortality per 1000 by Delivery Method		
Labor Pattern	at 1 min	at 5 min	Spontaneous	Low Forceps	Midforceps
Normal	12.7	3.2	1.5	2.8	10.8*
Prolongation Disorder	12.9	4.6	0.0	0.0	10.8*
Protraction Disorders	23.7*	3.1	0.0	12.0*	28.5*
Arrest Disorders	25.2*	8.0*	16.6*	24.4*	38.3*

* statistically significant, $p < 0.01$

Tabelle 4 Zangen aus Beckenmitte; UFK Heidelberg 1977–1984

Zahl der Geburten	11820
Zangen aus BM	51 = 0.43%
davon in Sectiobereitschaft (double set up)	33 = 65%
davon Geburt per Sectio	6 = 20%
davon pH NA < 7.20	5 = 84%
pH NA < 7.10	1 = 16%

2. Beckenendlagen

Die der vaginalen Geburt aus Beckenendlage inhaerenten Risiken sind ausreichend diskutiert worden und ich möchte nicht auf die Problematik näher eingehen, sondern lediglich zeigen, daß der Anstieg der Sectiofrequenzen bei

Tabelle 5 Umfrage zum Management der BEL 1984, beteiligte Kliniken

Univ. Clinic	Gent	(B)	Ziekenhuis	Breda	(NL)
Univ. Clinic	Brüssel	(B)	Ziekenhuis	Den Haag	(NL)
Kommunehospital	Aarhus	(D)	Ziekenhuis	Eindhoven	(NL)
Amts Sygehus	Glostrup	(D)	Ziekenhuis	Enschede	(NL)
Frauenklinik	Berlin-Neukölln	(GFR)	Hospital	Heerlen	(NL)
Univ. Frauenklinik	Bonn	(GFR)	Groot Ziekengasthuis	Hertogenbosch	(NL)
Univ. Frauenklinik	Mainz	(GFR)	Laurentiusziekenhuis	Roermond	(NL)
Univ. Frauenklinik	Würzburg	(GFR)	Canisius-Wilhelmina-Hospital	Nijmegen	(NL)
Univ. Frauenklinik	Heidelberg	(GFR)	Randbondziekenhuis	Nijmegen	(NL)
Univ. Frauenklinik	Halle	(GDR)	Sentralsykehuset	Nordbyhagen	(N)
Univ. Clinic	Helsinki	(SF)	Landesfrauenklinik	Linz	(A)
Univ. Clinic	Kuopio	(SF)	Univ. Frauenklinik	Wien I	(A)
Univ. Clinic	Oulu	(SF)	Univ. Frauenklinik	Wien II	(A)
Univ. Clinic	Tempere	(SF)	Regionsjukhuset	Ørebro	(S)
Clinique Gynecoloque	Lille	(F)	Karolinska sjukhuset	Stockholm	(S)
Service de Gynecologie	Suresnes	(F)	Academic Hospital	Uppsala	(S)
Service de Gynecologie	Straßbourg Cedex	(F)	Aker Hospital	Oslo	(S)
Hospital	Hull	(GB)	Univ. Frauenklinik	Lund	(S)
John Radcliffe Hospital	Oxford	(GB)	Univ. Frauenklinik	Lausanne	(Ch)
Queen Mother's Hospital	Glasgow	(GB)	Kantonspital	Münsterlingen	(Ch)
Istituto per l'Infanzia	Trieste	(I)	Univ. Clinico	Barcelona	(E)
Univ. Clinic	Trieste	(I)	Maternidad de „la Paz"	Madrid	(E)
			Univ. School	Debrecen	(H)

Beckenendlagen ebenfalls einen universalen Trend repräsentiert. 1975 und erneut 1984 führten wir eine Umfrage bei etwa 40 größeren europäischen Kliniken (Tab. 5) über das Management der Beckenendlage durch. In Abbildung 1 sind für jede einzelne Klinik die Sectiofrequenzen bei Beckenendlagen von 1975 mit denen von 1983 verglichen. In praktisch allen Kliniken ist die Frequenz angestiegen; der Durchschnittswert liegt 1983 bei 55% gegenüber 30% im Jahre 1975.

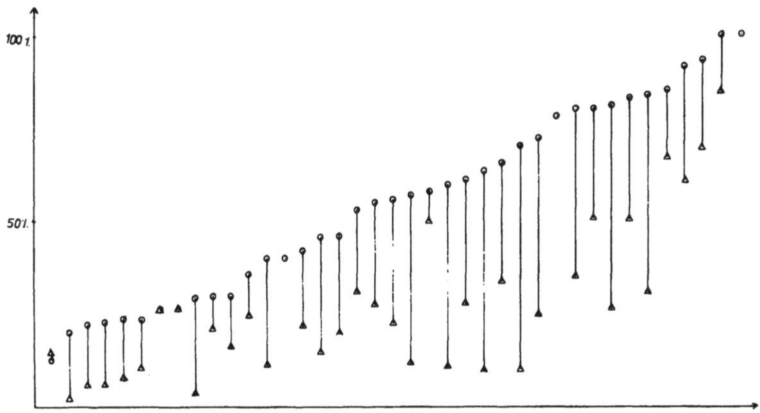

Abb. 1 Sectiofrequenzen bei BEL in 40 europäischen Kliniken. 1975 △ 1983 ○.

3. Frühgeburten

Die großen Erfolge der Neonatologie, die rasch ansteigenden Überlebensziffern der Frühgeburten, zogen die Aufmerksamkeit auf das Problem der besonderen Vulnerabilität der Frühgeborenen gegenüber dem Geburtstrauma im weitesten Sinne. Mitte der 70er Jahre kamen die ersten Berichte über signifikant bessere Überlebensraten kleiner Frühgeborener nach Schnittentbindung im Vergleich zur vaginalen Geburt [5]. Damit war neben der protrahierten Geburt und der reifen Beckenendlage eine dritte Risikogruppe identifiziert, bei der die Sectiofrequenz rasch zunahm. Die Situation wird zum Teil noch kontrovers diskutiert und die Entwicklung ist hier sicher in keiner Weise abgeschlossen. Selbstverständlich kann nicht die Rede davon sein, daß alle Frühgeburten a priori abdominal entbunden werden sollten. Doch sprechen meines Erachtens Ergebnisse wie die kürzlich von Mentzel [6] aus dem Universitäts-Klinikum Tübingen gezeigten (Tab. 6), dafür, daß besonders in den untersten Gewichtsklassen bei weiter fortschreitenden Erfolgen der Neonatologie, die Frequenz von Schnittentbindungen zunehmen wird. Die Ergebnisse der Bayerischen Perinatalerhebung zeigen denn auch für die Jahre nach 1977 einen im Prinzip

Tabelle 6 Zerebrale Morbidität bei überlebenden Frühgeburten < 1500 g in Beziehung zum Geburtsmodus (nach [6])

	Gesamt	Schwere Behinderung	Leichte mäßige Behinderung	SB und L-MB	
500–1000 g Gesamt	63	7 = 11,1%	11 = 17,4%	18 = 28,5%	
nach Sectio	32	2 = 6,2%	2 = 6,2%	4 = 12,5%	hoch-signifikant
vaginale Geburt	31	5 = 16,1%	9 = 29,0%	14 = 45,1%	
1001–1500 g Gesamt	137	13 = 9,5%	19 = 13,9%	32 = 23,3%	
nach Sectio	72	4 = 5,5%	9 = 12,5%	13 = 18,0%	signifikant
vaginale Geburt	65	9 = 13,8%	10 = 15,3%	19 = 29,2%	

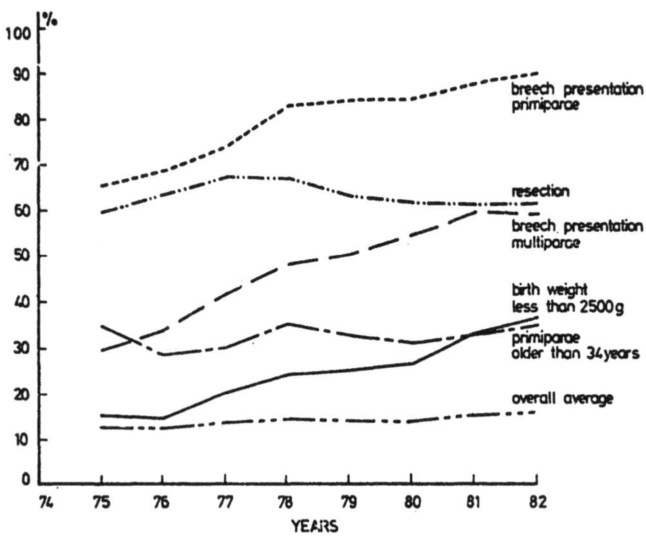

Abb. 2 Entwicklung der Sectiofrequenzen – global und für spezifische Indikationen – in der Bayerischen Perinatalerhebung 1975–82 (nach Selbmann [7]).

nur moderaten Anstieg der globalen Sectiofrequenz, der in erster Linie bedingt ist durch selektive Zunahme bei Beckenendlagen und Frühgeburten bzw. Kindern unter 2500 g [7] (Abb. 2).

Fragen und Perspektiven

Man kann sich nun heute einige Fragen stellen. Die *erste Frage* heißt: *War diese Entwicklung grundsätzlich eine richtige und wird sie durch meßbare Ergebnisse bestätigt?* Es ist dies gleichzeitig die Frage nach dem Referenzsystem, in welchem der Erfolg zu messen ist. Ich möchte diese Frage voll bejahen. Denn die Entwicklung ging parallel mit einer meßbaren und eindrücklichen

Verminderung der perinatalen Sterblichkeit. Selbstverständlich glaubt niemand, daß solches nur oder auch nur in erster Linie der Effekt erhöhter Sectiofrequenzen sein sollte. Aber es ist naheliegend und wahrscheinlich, daß der Wandel in der operativen Geburtshilfe ein für die Verbesserung der Ergebnisse mitverantwortliches Element darstellt. Und soweit etwa Sectiofrequenzen in der Bundesrepublik höher liegen als in benachbarten Ländern, ist festzustellen, daß auch der Abfall der perinatalen Sterblichkeit überproportional zu sein scheint (Abb. 3). Interessant ist in diesem Zusammenhang der Vergleich mit der irischen Schule in Dublin, die bekanntlich mit minimalen Kaiserschnittfrequenzen sehr gute Ergebnisse erzielt (Abb. 4) [8]. Obwohl in der Tat die perinatalen Mortalitätsziffern bei Sectiofrequenzen um 4% absolut erstaunlich sind, ist doch festzuhalten, daß die Zahlen mit einer perinatalen Mortalität von 16,8/1000 im Jahre 1980 letztlich gesehen eben doch schlechter sind, sowohl im Vergleich mit den in Abbildung 3 gezeigten statistischen Zahlen für die ganze Bundesrepublik, wie auch mit den Ergebnissen repräsentativer Populationen, wie sie etwa in der Bayerischen Perinatalerhebung erfaßt werden.

Eine *zweite Frage* ist die nach der *optimalen Sectiofrequenz*. Sie ist meines Erachtens eigentlich nicht zu beantworten. In der Tat könnten Unterschiede etwa von 11% zu 14% zwischen den schweizerischen und bundesdeutschen Zahlen durch die Unterschiede im sozioökonomischen Umfeld und im Patientengut bedingt sein.

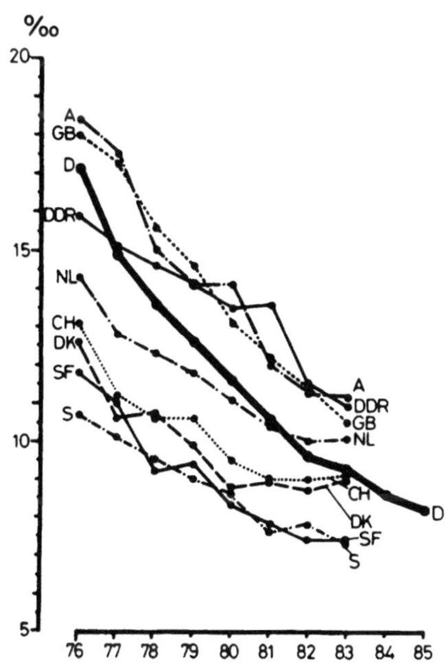

Abb. 3 Perinatale Mortalität in verschiedenen europäischen Ländern 1976–82. Angaben des Bayerischen Statistischen Landesamtes.

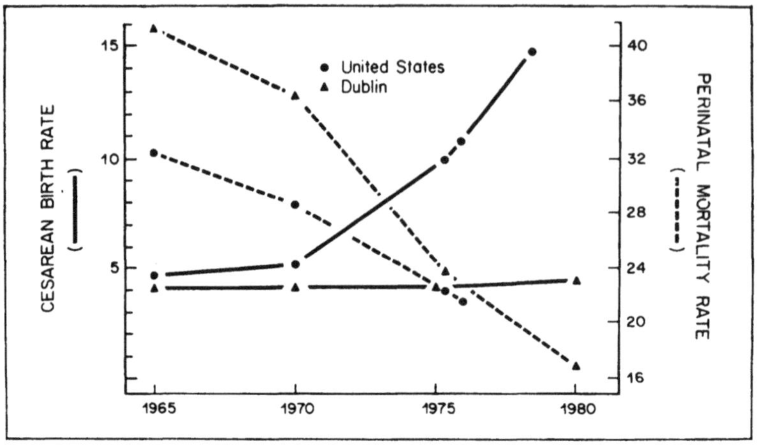

Abb. 4 Vergleich zwischen perinataler Mortilität und Sectiofrequenzen in USA und Dublin. Modifiziert nach [8], entnommen aus: Williams Obstetrics, 17th Edition, Appleton Century Crofts, Norwalk, 1985.

Die *dritte Frage* nach dem *Sinn exzessiver Frequenzen*, die identisch ist mit der Frage *„wie soll es weitergehen?“*, ist die schwierigste, weil sie irgendwie beantwortet werden muß. Unsere eigenen Zahlen von 1969 bis 1984 betreffend Sectiofrequenz, Frequenz schwerer Azidosen (NA < pH 7,10) und perinatale Mortalität sind in Abbildung 5 gezeigt. Die Sectiofrequenz steigt von etwa 6% auf 20% an. Die perinatale Mortalität zeigt den landesüblichen, mehr oder weniger kontinuierlichen Abfall, doch dürften insbesondere für die letzten Jahre die Kausalitätsbeziehungen eher komplex sein und dürften die zunehmend besseren Überlebensraten in der neonatalen Intensiveinheit eher Ursache als Folge der zunehmenden Kaiserschnittfrequenz darstellen. Im übrigen lassen sich auch hier die üblichen Schrittmacher des Sectioanstieges nachvollziehen: Zunächst die Bestrebungen zur Senkung der Azidosehäufigkeit, die allerdings – in Übereinstimmung mit den Erfahrungen anderer Kliniken – ihr heutiges Niveau bereits bei einer Sectiofrequenz um 10% erreicht hat, weiter die Beckenendlagen, dann die Frühgeburten und zuletzt ein vermehrter Zugang lebensfähiger Mißbildungen, die zur Zeit die Indikation für etwa 1% Kaiserschnitte bilden. Ohne Zweifel handelt es sich um ein Risikopatientengut, doch dürfte es in etwa zusammengesetzt sein wie an den meisten anderen Zentrumskliniken. Die meßbaren Ergebnisse, d. h. Azidosefrequenz und Mortalität sind ebenfalls vergleichbar mit anderen Kliniken mit niedrigerer Sectiofrequenz.

Nun war die Zielrichtung von Anfang an nicht so sehr die Beeinflussung der Mortalität, sondern der Morbidität und des Risikos bleibender Handicaps. Und hier ist nüchtern festzustellen, daß ein meßbarer Erfolg nicht vorliegt – entweder fehlen die Daten, da es keine systematische Nachuntersuchung der globalen Population gibt, oder sie sind, soweit vorhanden, inkonklusiv. Das

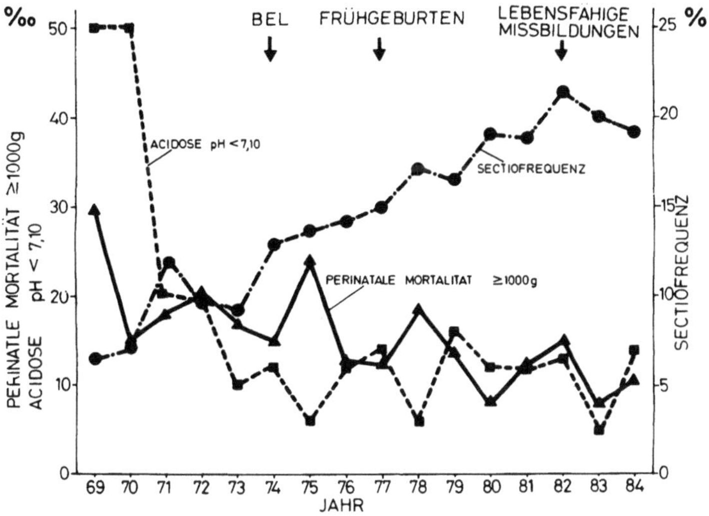

Abb. 5 Sectiofrequenz, Perinatale Mortalität $\geq$ 1000 g, Frequenz pH < 7.10 in der Nabelschnurarterie 1969–1984. 1969: Univ. Frauenklinik, Frankfurt a. M.; 1970–1971: Univ. Frauenklinik, Basel; 1972–1984: Univ. Frauenklinik, Heidelberg.

● —·— ● Sectiofrequenz

▲——▲ Perinatale Mortalität WHO $\leq$ 1000 g

■——■ Frequenz pH < 7.10 in NA

letztere sei am Beispiel der Beckenendlagen gezeigt (Abb. 6) mit einer Sectiofrequenz von um 90%, praktisch ausschließlich vor Geburtsbeginn, konnte die Frequenz schwerer Azidosen im Nabelschnurblut in den Jahren 1978 bis 1980 auf Werte unter 1%, also unter den Durchschnittswert der Klinik, gesenkt werden. Entsprechend fehlten traumatische kindliche Schädigungen vollständig. Die Nachuntersuchungen der Kinder hingegen zeigten neuromotorische Störungen – wenn auch in der Regel leichte und reversible – in einer praktisch konstanten Frequenz um 15% ohne faßbaren Zusammenhang mit der Azidosefrequenz.

Die Vorstellung, durch die Elimination jeglicher, auch kurzdauernder Asphyxieperioden die Frequenz von neuromotorischen Störungen beeinflussen zu können, scheint nicht zuzutreffen. Diese Daten decken sich mit anderen Untersuchungen und einer kürzlich vom NIH publizierten Zusammenfassung des gegenwärtigen Wissensstandes zum Thema „Perinatale Ereignisse und Zerebralschaden" [9]. Während die Zusammenhänge zwischen schwerer und langdauernder intrapartaler Hypoxie einerseits und Zerebralparalyse andererseits unbestritten, im Einzelfall aber schwer vorhersehbar sind, gibt es für reife Kinder bisher keine Hinweise auf Zusammenhänge zwischen kurzdauernden oder leichten Hypoxieperioden und leichteren Schäden etwa im Sinne der

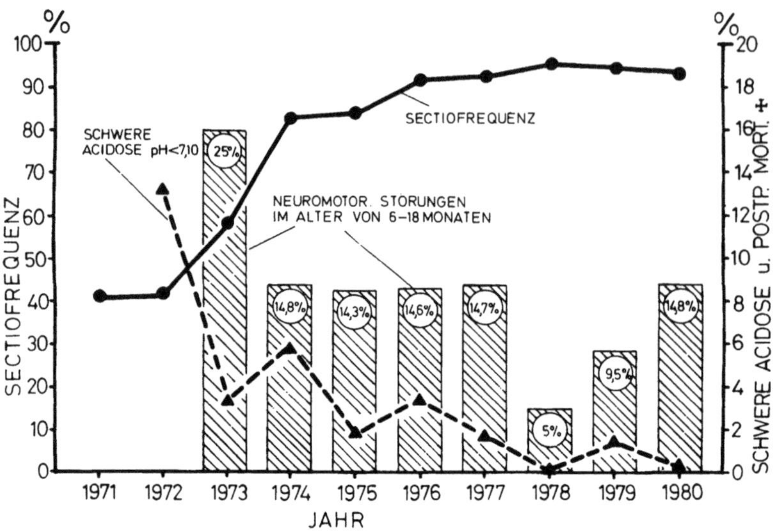

Abb. 6 Frequenz von Schnittentbindungen, schwerer Acidose (pH ≤ 7.10) in der Nabelschnurarterie und neuromotorischen Störungen im Alter von 6–18 Monaten bei BEL. UFK Heidelberg, 1972–1980.

„minimal brain dysfunction". Dies dürfte den Spielraum für die Geburtsleitung bei reifen Kindern zumindesten nicht weiter einengen; die Erfahrungen der letzten 10 Jahre bei Beckenendlagen haben gezeigt, daß in einem sorgfältig selektierten Teilkollektiv das Risiko der Morbidität bei vaginaler Entbindung nicht wesentlich größer zu sein scheint als bei abdominaler. Auch bei der protrahierten Geburt ist der Spielraum wahrscheinlich etwas größer, als vielerorts praktiziert. Grundsätzlich kann bei reifen Kindern auch im Hinblick auf zerebrale und neuromotorische Spätmorbidität gelten, daß nicht die quasitotale Elimination jeder Hypoxie unter der Geburt mit Hilfe exzessiver Operationsfrequenzen anzustreben ist, wohl aber – unverändert gegenüber den vergangenen Jahren – deren frühzeitige Erkennung und Begrenzung von Dauer und Schwere. Anders könnte die Situation bei Frühgeburten und vorgeschädigten Kindern liegen.

Ganz allgemein aber ist festzustellen, daß unsere Kenntnisse über die Hypoxietoleranz des fetalen Gehirns, die Risikoschwelle für irreparable Schäden, die Faktoren, welche die offensichtlich große individuelle Variationsbreite der Toleranz bedingen und das Reparaturpotential auch heute noch äußerst lückenhaft sind. Wenn diese Wissenslücke einigermaßen geschlossen sein wird, wird auch die Diskussion um die adäquaten geburtshilflichen Operationsziffern und Sectiofrequenzen auf einer noch rationaleren Basis geführt werden können.

Literatur

[1] Bayerische Perinatalerhebung. Statistik 1984.
[2] Hochuli, E.: Sectio caesarea – Stellung in der heutigen Geburtshilfe und technische Aspekte. Referat gehalten am Symposium „Operative Gynäkologie“, Düsseldorf, April 1985.
[3] Report on Confidential Enquiries into Maternal Deaths in England and Wales 1976–1978. DHSS Report on Health and Social Subjects No. 26, London 1982.
[4] Cohen, W., E. A. Friedmann: Management of Labor. University Park Press, Baltimore 1983.
[5] Stewart, A.: In: Pre-Term Labour. Proceedings of the 5th Study Group of the RCOG, London 1977.
[6] Mentzel, H.: Referat gehalten an der Tagung der NRW-Gesellschaft für Geburtshilfe und Gynäkologie, Münster, Mai 1985.
[7] Selbmann, H.: Daten der Bayerischen Perinatalerhebung. Persönliche Mitteilung.
[8] O'Driscoll, K., M. Foley: Correlation of Decrease in Perinatal Mortality and Sucrease in Cesarean Section Rates. Obstet. Gynecol. **61** (1983) 1.
[9] Freeman, J. M. (Hrsg.): Prenatal and Perinatal Factors associated with Brain Disorders. NIH Publication No. 85 (1985) 1149.

Ist der geburtshilfliche Fortschritt meßbar?

J. Bretscher

Einleitung

Die Gewinnung von Resultaten aus Beobachtungen von Phänomenen bedarf einer Denkmethode. Es gibt keine Denkmethode, weder in der modernen Philosophie, noch in den Naturwissenschaften, welche nicht auf der Mathematik beruht [1]. Das gilt selbstverständlich für die formale Logik (zu der die Mathematik gehört), als auch für alle anderen wissenschaftlichen Denkmethoden, die axiomatische, die reduktive und auch für die Spieltheorie, aus welcher sich im Laufe der letzten 30 Jahre die Entscheidungslogik entwickelt hat. Diese – auch rationale Entscheidungstheorie genannt – wird uns noch zu beschäftigen haben, wenn wir über die komplexe Theorie des Fortschrittes sprechen müssen. Neben den *Denkmethoden* existiert das *Laien-Denken*, eine Mixtur von Gedanken und Emotionen, und daneben existiert der *Glaube*. Ein klassisches Beispiel für den Kampf zwischen Denkmethoden und Denkarten finden wir auf dem Gebiete der Evolutionslehre: Schöpfungsakte gegen mathematische Modelle mit den Phänomenen Zufall, Mutation, Selektion [2].

Die reduktive Denkmethodik

Die Medizin, somit auch die Geburtsmedizin, verfügt nur über einen einzigen harten Prüfstein: *tot oder lebend.* Weniger hart ist der Parameter gesund oder krank. Daneben werden immer häufiger weiche Parameter in den Vordergrund gestellt, wie etwa Lebensqualität, Freizeit- und Genußgewinn und andere obskure Qualitäten. Sie alle haben mit dem Fortschritt zu tun, die beiden Abbildungen 1 und 2 zeigen den steten Rückgang der perinatalen Mortalität, bzw. der Kindersterblichkeit über Jahrzehnte. Mit ihnen könnte ich meinen Vortrag beenden.

Die Meßbarkeit des Fortschrittes beruht auf der Meßbarkeit maßgebender (Einzel-)-Parameter = (Einzel-)-Phänomene, welche in den Denkprozeß eingehen und von der Hypothese zur Tatsache (= Theorie) führen. Der einzelne Parameter (z. B. die Beobachtung x in einer Stichprobe z) muß *richtig* sein, *zuverlässig* sein, *wahr* sein. Weil wir hier Erich Saling als Jubilar feiern, erwähne ich, daß wir uns wochenlang an einem Arbeitsplatz, bestehend aus einer

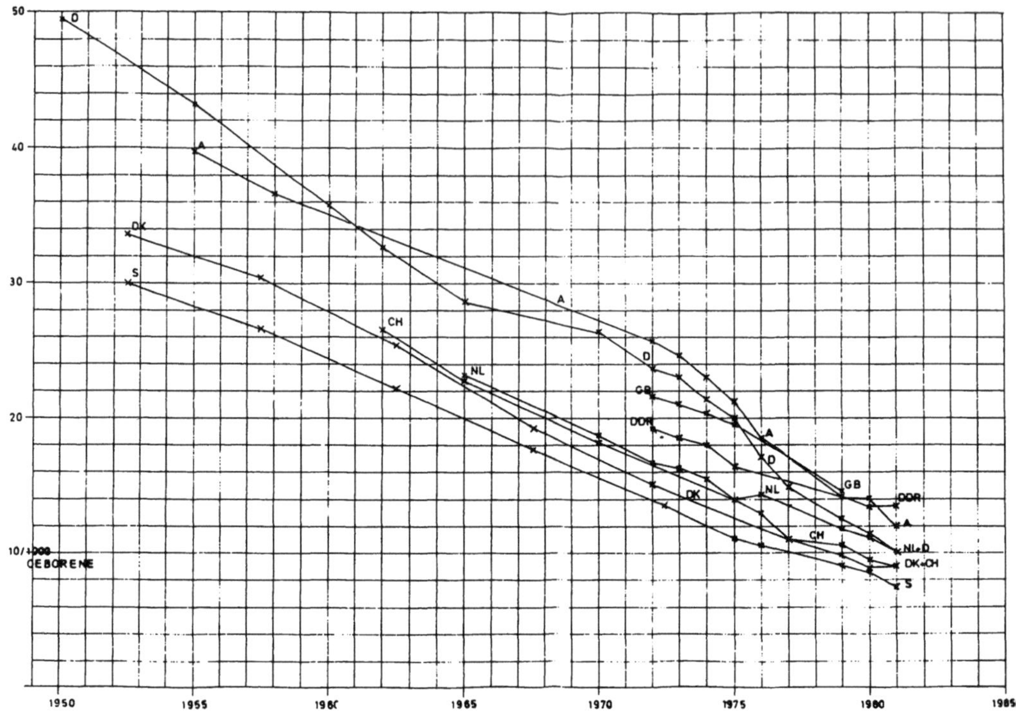

Abb. 1 Die Darstellung des zweifelsohne spektakulären Rückganges der *Kindersterblichkeit* in sieben europäischen Ländern im Verlauf der letzten Jahrzehnte zeigt den Fortschritt, an dem neben nichtmedizinischen Ursachen doch maßgeblich die Geburtshilfe und die Pädiatrie beteiligt sind. Die Zahlen beziehen sich auf 1000 Geborene (Aufstellung von D. Berg, Amberg).

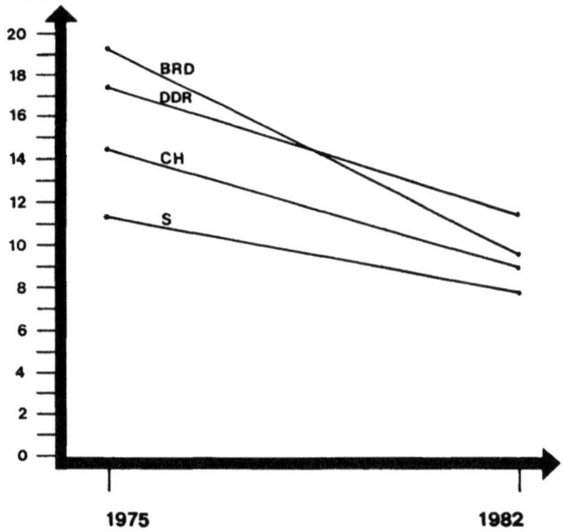

Abb. 2 Der Rückgang der *perinatalen* Mortalität von 1975 bis 1982 (4 Länder).

Badewanne mit aufgelegtem Brett in der Neuköllner-Klinik mit Richtigkeit, Zuverlässigkeit und Wahrheit des pH-Wertes aus Fetalblut beschäftigten [3, 4, 5].

Die dem *Mediziner* geläufigste Denkmethode ist die *reduktive*. Mit ihr lassen sich die meisten Fortschrittsprobleme lösen, aber – wie wir noch sehen werden – gerade das wichtigste Problem nicht!

Structure – process – outcome

Es ist eine fundamentale Eigenschaft des menschlichen Geistes, jede reduktiv geprüfte und verifizierte *Hypothese*, also jede *Theorie*, jedes Ergebnis, ergebe es nun Fortschritt oder Rückschritt auf seine *Ursachen* hin zu fragen. Der Weg zum Resultat, in unserem Falle Fortschritt, verläuft über folgende Stationen: Struktur – Prozeß – Resultat (Tab. 1). Im Einzelfall kann eine klare Beziehung zwischen den drei Gegebenheiten nicht hergestellt werden, davon später. Die führenden Wissenschaftshistoriker stellen denn auch die Verbesserung des *technologischen Instrumentariums* als Ursache des Fortschrittes einer wissenschaftlichen Disziplin in den Vordergrund [7]. Ist es möglich, in unserem Fachgebiet irgendeinen *technologischen Fortschritt (process)* für den geburtshilflichen Fortschritt sichtbar und meßbar zu machen?

Tabelle 1 Qualität medizinischer Arbeit

Structure	Organisation, Lehre, Forschung
+	
Process	Überwachung, Therapie
+	
Outcome	Resultat, Erfolg, Fortschritt, Rückschritt

Zum Resultat (outcome) führen Gegebenheiten, die methodisch in Strukturen und Prozesse getrennt werden können. Zum Fortschritt führen Innovationen und ständige Qualitätskontrollen. Wichtige Prinzipien siehe bei [6].

Wir wollen also nach den *Ursachen* einer Veränderung einer meßbaren Größe in der Zeit fragen, um eine technologische Ursache als meßbare Fortschritt-Ursache zu erkennen versuchen:

1. Die subpartuale Mortalität verringert sich von den 60er zu den 70er Jahren von 0,5% auf 0,25% (Tab. 2). Gibt es zur Erklärung eine oder mehrere erkennbare und meßbare Ursachen?
2. Die *Azidosehäufigkeit* (Nabelarterie) fällt innerhalb weniger Jahre von 10% auf knapp 6% (pH < 7,20), bzw. von 5,4% auf knapp 3% (pH < 7,15) ab.

Im ersten Fall ist man geneigt, die Verbesserung des Resultates dem Prozeß (Einführung von CTG und Fetalblutanalyse) zuzuschreiben. Im zweiten Fall aber der Struktur, weil CTG und FBA-Einsatz von 1975–1984 nach genau denselben Richtlinien gleich häufig eingesetzt wurden. Beide Schlüsse sind falsch. Die Meßbarkeit der Ursachen stolpert an der Unzahl der Variablen in der Struktur und an der Unzahl der Variablen in den Stichproben.

Tabelle 2 Sub partu Mortalität

Historische Überwachung	Moderne (CTG, FBA) Überwachung
1960–1965 0,5%	1971–1977 0,25%

Bei der Gegenüberstellung haben wir eine Lücke zwischen 1966 und 1970 deshalb belassen, weil diese Zeitspanne Übergangszeit bedeutete. Die Einführung der Fetalblutanalyse in Zürich erfolgte 1965, die CTG-Überwachung routinemäßig erst 1970. Die Zahlen stammen aus der Univ.-Frauenklinik Zürich (erster Zeitraum) und der Maternité Triemli Zürich (zweiter Zeitraum).

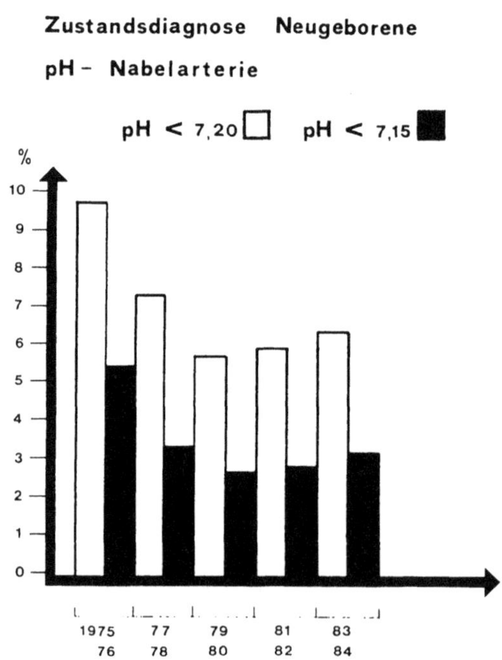

Abb. 3 Die Azidosehäufigkeit sinkt von 1975 bis 1980 signifikant, ist dann aber bis 1984 nicht mehr rückläufig. Sie zeigt eine „Tendenz zum Anstieg" (Zahlen der Maternité Triemli, Zürich).

Probleme der Akzeptanz

Die Frage, ob ein, aufgrund des technologischen Fortschrittes eruierter Prüfparameter für die Gewinnung eines Resultates überhaupt tauglich (akzeptabel) sei, ist von eminenter Bedeutung für unser Problem. Die schon erwähnte Genauigkeit und Repräsentanz des fetalen pH-Wertes ist nur *eine* Voraussetzung dazu. Weitere Schritte sind notwendig:

a) Die Prüfung der *Übereinstimmung von Meßwerten desselben Parameters* bei Anwendung *verschiedener* Meßmethoden, hier beispielsweise gezeigt am Vergleich der transkutanen und blutgasanalytischen Methode für CO_2 und O_2-Messung (Tab. 3).

Tabelle 3 Prüfung einer Methode mit einer anderen Methode

tc	pO_2	> <	pO_2	Skalpblut
tc	pO_2	> <	pO_2	NA-Blut
tc	pCO_2	> <	pCO_2	Skalpblut
tc	pCO_2	> <	pCO_2	NA-Blut

Bei diesem ausgewählten Beispiel der Tauglichkeitsprüfung ergeben zwei Methoden für denselben Parameter sehr gute Übereinstimmung ($p < 0{,}01$) zwischen tc pCO_2 und FBA-pCO_2, sowie tc pO_2 und FBA-pO_2 [8]. Die Vergleiche mit dem Nabelarterienblut spielen für unsere Abhandlung keine Rolle ($p > 0{,}05$, bzw. $p < 0{,}05$), weil die Vergleiche durch veränderte kreislaufphysiologische Verhältnisse gestört sind (Ductus Botalli, Zeitintervall).

b) Die Prüfung eines Parameters an einem *anderen* Parameter. Klassisch ist der Versuch, den klinischen Punkte-Status mit dem Nabelarterien-pH-Wert zu korrelieren [9, 9a]. Das Dilemma liegt auf der Hand! Neueren Datums sind Prüfungen des transkutanen PO_2 gegen Parameter des CTG (Abb. 4). Auch die Prüfung des Parameters pH-Wert gegen die Parameter des Kardiotokogrammes gehört zu diesem erkenntnistheoretischen so wichtigen Problemkreis der Akzeptanz. Die Abbildung 5 zeigt einen dieser strittigen Fälle, kein Einzelfall.

Ein für unser perinatologisches „Denken" grotesker Fall der Prüfung eines Parameters an einem anderen Parameter ist die randomisierte kontrollierte Gegenüberstellung von Hörrohrüberwachung und moderner Überwachung. Outcomes (Resultate), beurteilt nach Kriterien unmittelbar nach der Geburt, 2–3 Tage und 9 Monate nach der Geburt sind nicht signifikant unterschieden [11], wenn die Feten nur mit dem Stethoskop, mit dem CTG oder mit CTG und subpartualen pH-Bestimmungen überwacht wurden. Würde die Arbeit – und es gibt noch mehrere andere – nicht aus der angesehenen Universitätsklinik Denver in Colorado stammen [11, 12], könnte man sie mit dem Satz „Nomen est omen" (Denver-Story, TV-Serie) ad acta legen. Widersprüche fehlen aber nicht [13].

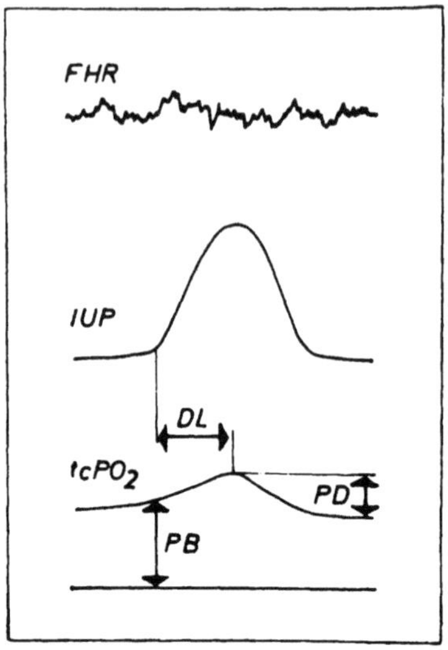

Abb. 4 Prüfung eines prognostisch als wichtig postulierten Parameters (tc PO_2) gegen einen anderen – als wichtig postulierten Parameter (CTG = FHR). PB = tc PO_2-Basalwert, PD = wehenbezogener tc PO_2-Abfall, DL = Verzögerungszeit (delay) des wehenabhängigen tc PO_2-Abfalls, IUP = intrauteriner Druck [10].

Tabelle 4 Randomisierte kontrollierte Gegenüberstellung von Höhrrohrüberwachung und moderner Überwachung, Denver 1980 (n = 690 „Risiko")

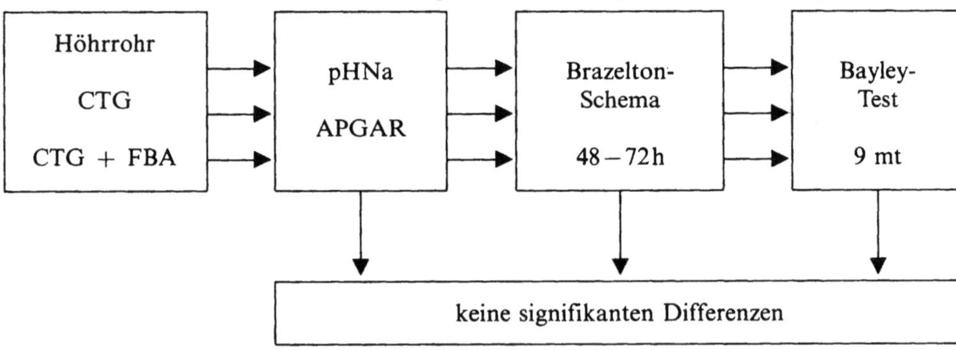

Sogar in einer numerisch beeindruckenden „Risikogruppe" ist in Denver (USA) keine Wirkung der modernen subpartualen Überwachung nachzuweisen [11, 12].

Probleme der Vielfalt der Variablen

Das Thema der Meßbarkeit einzelner Ursachen für das Endergebnis (Resultat) immer noch nicht verlassend, erläutern wir – auch wieder nur an einzelnen Beispielen – das schwierige Thema der zahlenmäßig fast *unübersehbaren Ein-*

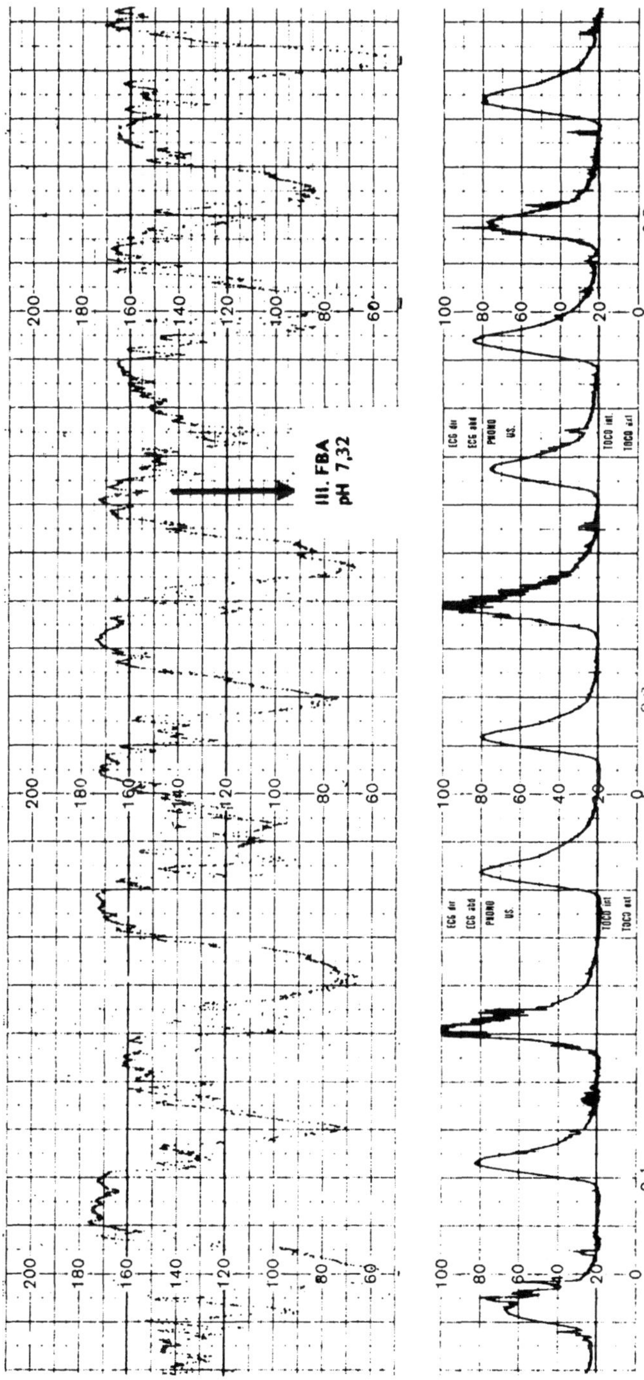

Abb. 5 Ausgeprägte variable Dezelerationen können, aber müssen nicht eine Hypoxie bzw. Azidose anzeigen. Einige CTG-Parameter korrelieren statistisch mit dem pH-Wert, gerade die häufigste „Warnerscheinung“, nämlich die variable Dezeleration aber nicht. (Protokoll aus der Städt. Frauenklinik am Mariendorfer Weg, Berlin.)

zelursachen, die sich als Variable zu meßbaren Größen erarbeiten lassen sollten. Variable sind nicht nur *zeitlich* unstabil, sie ändern sich zudem auch im *Raum*, Verhältnisse, wie sie vergleichbar in den hochkomplizierten Abläufen der tropischen Regenwaldoekologie vorkommen.

Es ist ein Bestreben des noch unerfahrenen und unbefangenen wissenschaftlichen Denkers, komplexe Phänomene immer auf *elementare* Teile und deren Beziehungen untereinander zurückzuführen. Die Wissenschaftsgeschichte nennt diesen Drang *Reduktionismus*. Ein Beispiel ist die Reduktion von Soziologie zu Psychologie, zu Neurobiologie, zu Chemie und schließlich zu Physik.

Auch der Atomismus ist eine Form des Reduktionismus, ihr Begründer ist Newton, der Aufbau erfolgte durch Laplace. Die erste Erschütterung brachte Fourier mit der Theorie der Wärmeleitung, dann die Optik und die Wärmelehre, bis schließlich die Quantenphänomene dem Atomismus den Todesstoß versetzten. In der Biologie hat der Reduktionismus sicher seine Bedeutung als Forschungsmethodik und als Bestandteil der Didaktik. Er ist aber ein heuristisches Prinzip, kann als solches nicht falsch und nicht richtig sein, sondern nur fruchtbar oder unfruchtbar [14]. Wir alle haben einmal während unserer akade-

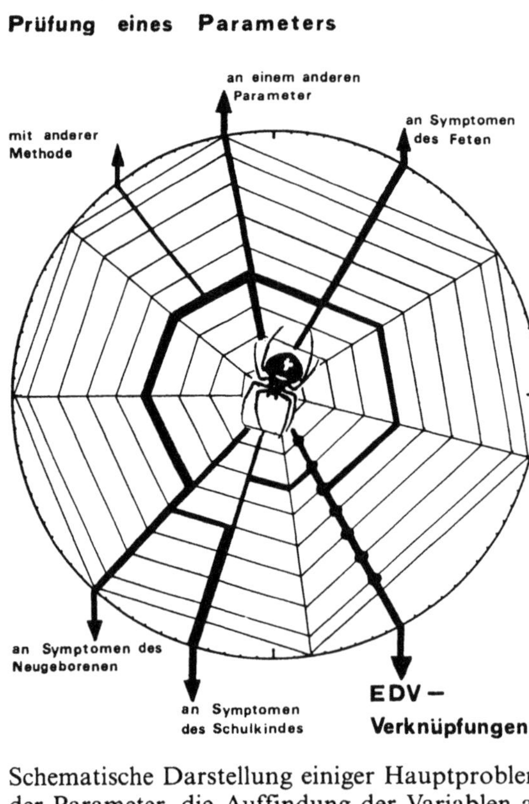

Abb. 6 Schematische Darstellung einiger Hauptprobleme, sie betreffen die *Akzeptanz* der Parameter, die Auffindung der Variablen aus der Vielfalt und deren Verknüpfung.

mischen Laufbahn versucht, das Geschehen um Fetus und Neonatus auf die Molekularbiologie zu reduzieren, die Unzahl der Variablen mußte uns aber aufwecken.

Nicht nur die mangelhafte Kenntnis der Variablen, ganz besonders deren *sinnvolle Verknüpfung* macht die Ursachen-Meßbarkeit fast illusorisch (Abb. 6). Sie erschwert auch Kohortenanalysen. Probleme des Datenschutzes ergeben zusätzliche Hindernisse. Mit den Abbildungen 7 und 8 möchte ich das versteckte Variablenpotential in den *Räumen* (Kantone der Schweiz) eines sonst durchwegs uniform hochentwickelten Staates aufweisen. Das einfach herstellbare Resultat lautet: Frühneonatale, spätneonatale und postnatale Mortalität ergeben Rangordnungen unter den 25 Kantonen der Schweiz [15]. Werden nun aber auch die totgeborenen Kinder einbezogen, ändert sich die Landkarte.

Zum Verständnis dieses Schweizer-Mosaikes lassen sich einzelne Variable, bei weitem nicht alle verknüpfen. a) *Ausländeranteil*: Frühgeburten – Heiratsalter – Konzeptionsalter – Parität – Schwangerschaftsabbrüche. b) *Konfession, Industrialisierung*: Parität – Frühgeburten – Schwangerschaftsabbrüche – Mißbildungsrate. Beispielsweise bringen Ausländerinnen mehr Frühgeborene zur Welt, die Ausscheidung, bzw. Erkennung von Variablen wird aber wieder dadurch erschwert, daß die Kinder unter 1000 g bei Ausländerinnen bessere Überlebenschancen haben (Mortalität: Ausländer 65%, Schweizer:

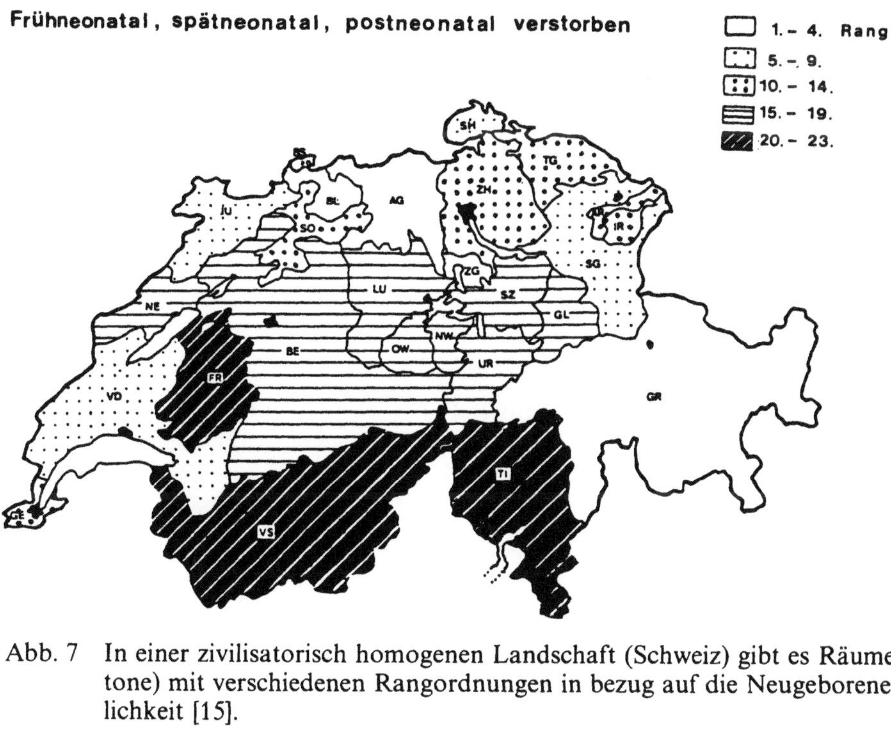

Abb. 7 In einer zivilisatorisch homogenen Landschaft (Schweiz) gibt es Räume (Kantone) mit verschiedenen Rangordnungen in bezug auf die Neugeborenensterblichkeit [15].

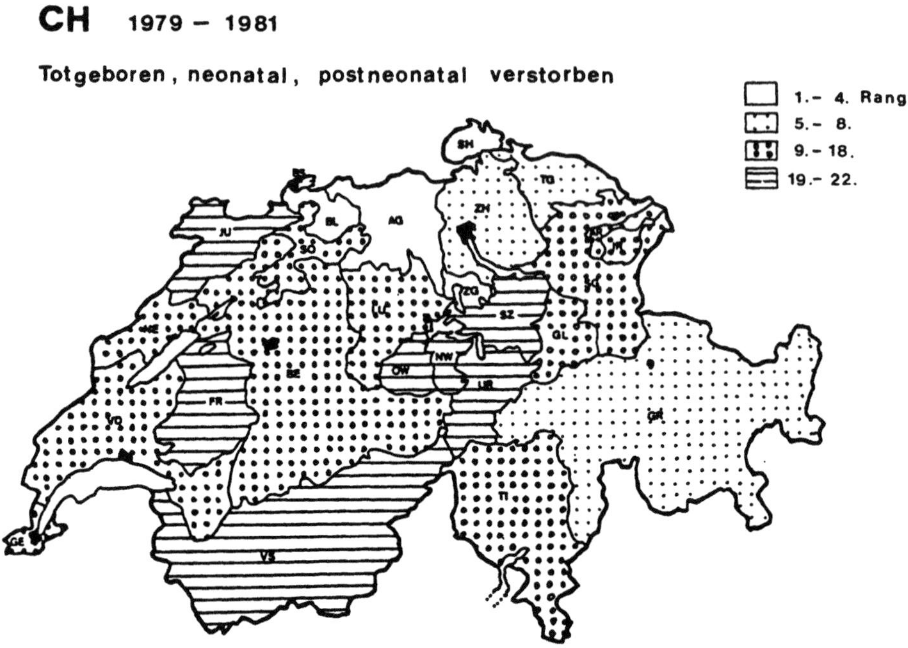

Abb. 8 Die Rangordnung ändert sich, wenn auch die totgeborenen Kinder miteingerechnet werden. Eine Vielzahl eruierbarer, aber auch versteckter Variablen beeinflussen die Rangordnung [15].

73%) [16]. Setzen wir anstelle des Gewichtes (unter 1000 g) das Gestationsalter (unter 28 Wochen), ändert sich das Variablenbündel wiederum (73% gegenüber 86%).

Andere Probleme der Stichprobe

Die *obenerwähnten* Variablen sind natürlich auch Bestandteil der Stichprobe, *besondere* Probleme sollten aber im Zusammenhang mit unserer Fragestellung speziell besprochen werden. Wir versuchen, den vermuteten (= hypothetischen) geburtshilflichen Fortschritt anhand folgender – wieder nur beispielhafter – meßbarer Beobachtung zu prüfen. Gleichzeitig fragen wir wieder nach der Ursache. Die Beobachtung betrifft eine Änderung in der Zeit, nämlich die Änderung des *Anteils bestimmter diagnostisch klar definierter Risiken* (= klinische Diagnosen) an der perinatalen Mortalität. Die Abbildung 9 zeigt, daß die EPH-Gestose vor 20 Jahren doppelt so häufig an der perinatalen Mortalität (= 100%) beteiligt war, die lebensunfähige Mißbildung die Hälfte weniger und der prozentuale Anteil der Nabelschnurumschlingung gleich geblieben ist. Diese Resultate, welche aus meßbaren Beobachtungen errechnet sind, so schmei-

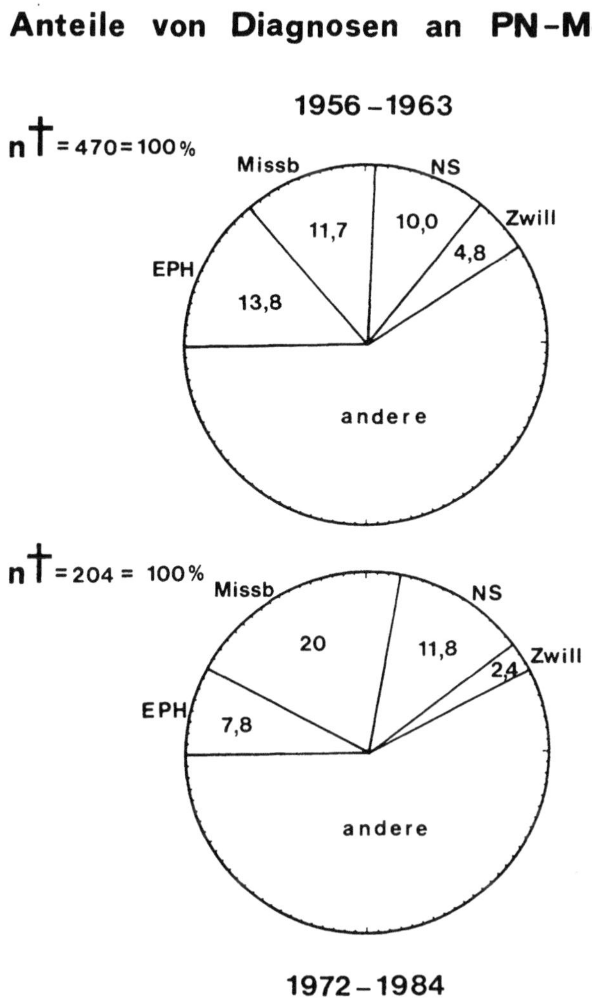

Abb. 9 Im Laufe von etwa 20 Jahren haben sich die Anteile von bestimmten klinischen Diagnosen an der perinatalen Mortalität gewandelt. Erster Zeitraum: Berechnung aus [17], zweiter Zeitraum: Maternité Triemli Zürich.

chelnd es für die „besiegte EPH-Gestose" erhofft werden könnte, sind falsch, das Resultat ist unwahr, weil sich die Population und damit die Stichprobe inzwischen verändert hat.

1. Voraussetzung für eine *wahre* Schlußfolgerung wäre eine über die Zeit hinweg konstante Inzidenz der EPH-Gestose in der mütterlichen Population. Dem ist keineswegs so.
2. Voraussetzung für eine wahre Schlußfolgerung wäre die Konstanz der perinatalen Mortalität über die Zeit hinweg. Denn: Eine konstante Ereigniszahl „EPH-Gestose" an einer hohen Gesamtmortalität ergibt eine niedrigere

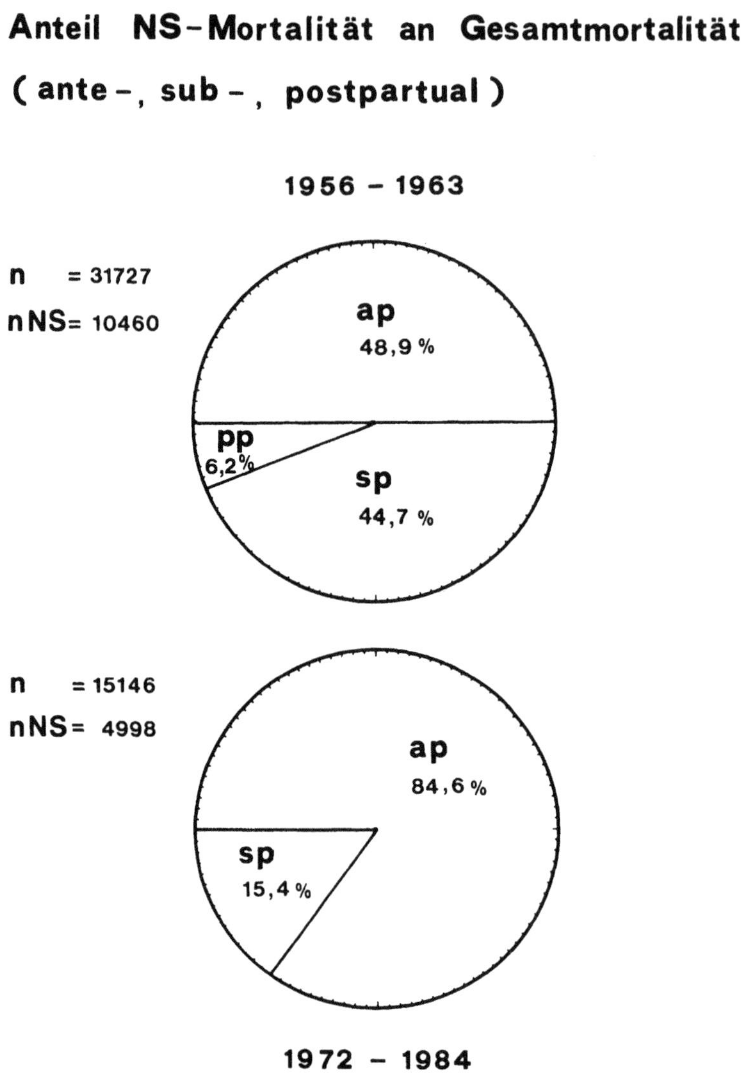

Abb. 10 Im Laufe von etwa 20 Jahren hat sich der Zeitpunkt des Absterbens bei Nabelschnurumschlingung signifikant verschoben, von der subpartualen in die antepartuale Phase. Erster Zeitraum: Berechnung aus [17], zweiter Zeitraum: Maternité Triemli Zürich.

Häufigkeit (= Prozentzahl), als die Berechnung aus einer konstanten „EPH-Ereigniszahl“ und einer niedrigen Gesamtmortalität. Und diese wird ja niedriger, weil structure und process sich verbessern, z. B. klassischerweise wegen der „Ausrottung“ der Rh-Inkompatibilität.

Trotzdem können wir dieser Denkanordnung (Anteile von Risiken an der Mortalität) ein für unsere Fragestellung ganz wichtiges und wahres Resultat abgewinnen (Abb. 10). Die Nabelschnurumschlingung ist ein über alle Zeiten hinweg konstantes Ereignis (30%). Vor 20 Jahren betrug ihr deletärer Anteil an der subpartualen Mortalität 45%, heute nurmehr 15%. Die Anteile haben sich mit signifikanter Deutlichkeit verschoben vom subpartualen Sektor in den antepartualen. Dies ist ein wahres Resultat einer Messung des Fortschrittes, bedingt durch die Technologie der subpartualen modernen Überwachung.

Ein anderes Problem der Stichprobe tritt bei deren statistischer Verarbeitung mit Hilfe der reduktiven Denkmethode auf. Es ist der *Einzelfall*: Stellen Sie sich einmal vor, man hätte die Geburt von Albert Einstein nach statistischen Kriterien geleitet, und bestimmte Phänomene, welche außerhalb der Irrtumswahrscheinlichkeit von $p < 0{,}05$ gelegen hätten, hätten zu falschen geburtshilflichen Entscheidungen geführt.

Tabelle 5 Monozygote Zwillinge – postpartuale Daten

Melanie A	Andrea B
Kopf, Spontan	Kopf, Forzeps
2490 g	2650 g
APGAR 9/10	APGAR 3/8
pH 7,357	pH 6,750

Die unterschiedlichen postpartualen Daten eines monozygoten Zwillingspaares. Aus einer Dissertation über die psychisch-intellektuelle Entwicklung von Zwillingskindern [20].

Tabelle 6 Monozygote Zwillinge (Tab. 5) – Einzelanalyse, Gene und Umgebung identisch, Alter 2 Jahre

Zwillinge	pH 7,357	pH 6,750
Entwicklung	normal	normal
Elternurteil	normal	normal
Körper	124/21/51,4	124/21/51,4
Neurostatus	normal	normal
Sprache	normal	normal
IQ Kramer	97	101
IW Draw a man	119	108
IQ Raven	104	89
IQ Havick	103	107
Bender	5 Fehler/5 min	3 Fehler/9 min
Konzentration	gut	eingeschränkt
Resultat	praktisch identisch	

Der Einzelfall zieht statistische Aussagen in Zweifel: Einige Resultate der Spätuntersuchung eines monozygoten Zwillingspaares mit extrem abweichenden pH-Werten im Nabelarterienblut. (Die Maßangaben „Körper" beziehen sich auf Größe/Gewicht/Kopfumfang.)

Ein naheliegendes und konkretes Beispiel: Korrelationen zwischen fetalen pH-Werten und später auftretenden Hirnfunktionsstörungen sind beschrieben [18, 19], aber auch kritisch beurteilt [20].

Einen bedeutsamen *Einzelfall* stelle ich als Beispiel für die *Stichprobenproblematik* vor. Ein monozygotes Zwillingspaar (Tab. 5), das mehrfach nach 8 Jahren im elterlichen Milieu untersucht wurde, schließt Einflüsse des Milieus beinahe, genetische Verschiedenheit gänzlich aus. Melanie wird mit einem pHNA-Wert von 7,357 geboren, Andrea mit einer schweren Azidose von 6,750. Beide Kinder entwickeln sich abgesehen von einer geringgradigen Abweichung (Konzentrationsfähigkeit) identisch (Tab. 6).

Der finanziell meßbare Aspekt des Fortschrittes

Auch mit Kosten-Nutzenanalysen läßt sich nach Fortschritt fragen. In einer Generation (25 Jahre) sind unter den 1,8 Mio. geborenen Schweizern 104 Phenylketonurie-Homozygote zu erwarten. Die Kosten für Screening und 15 Jahre Diät betragen 15 Mio. Franken. Unbehandelt kosten diese Menschen 83 Mio., 66 Mio. werden eingespart (Tab. 7). Gerade in unserem Fachgebiet gibt es eine Reihe solcher Rechnungen mit klaren Fortschrittswerten. Eine *generelle* Anwendung von Kosten-Nutzenanalysen in der Medizin ist eine Bestrebung, die sich nur ganz kurzfristig denkende Nationalökonomen leisten dürfen, weil sie an den Problemen der *Überbevölkerung, Überalterung, Arbeitslosigkeit* und der *Sozialversicherung* vorbeidenken [21].

Tabelle 7 Phenylketonurie – Kosten-Nutzenanalyse (Schweiz) pro Generation (25 J.): 104 PKU-Homozygote

Screening + 15 Jahre Diät	Sfr. 17 Mill.
unbehandelt	Sfr. 83 Mill.
Ersparnis	Sfr. 66 Mill.

Beispiel einer – abgesehen von der Geldwertschwankung – wahren Kosten-Nutzenanalyse [22].

Aspekte des fortschrittlichen Rückschrittes

Es stellt sich nun die Frage, ob mit der in der Biologie am häufigsten angewandten Denkmethode *Ansätze für Rückschritte* zu entdecken seien. Ein hochinteressantes Problem ist dasjenige des iatrogenen dysgenischen Effektes (Tab. 8). Stalder [22] hat für verschiedene Erbkrankheiten Generationenmodelle hergestellt, dasjenige für die Phenylketonurie will ich Ihnen vorstellen. Screening

Tabelle 8 Phenylketonurie (Schweiz) – Dysgenetischer Effekt in Generationen (G 1 – G 40)

	G 0	G 1	G 4	G 40
PKU-Homozygote	104	+2	+6	+104
PKU-Heterozygote	27 720	+204	+832	+11 354
Gesunde	1 847 176	−206	−838	−11 458

Die Auswirkung iatrogener therapeutischer Eingriffe mit dysgenischem Effekt ist auf Generationen hinaus sehr gering, aber von prinzipieller erkenntnistheoretischer Bedeutung für die Diskussion Fortschritt – Rückschritt.

und Diät führen – weil jetzt phänotypisch Gesunde sich normal fortpflanzen – zu einer Zunahme von 2 Homozygoten und 204 Heterozygoten pro Generation. Bis Ende des 21. Jahrhunderts wird der Zuwachs 6, bzw. 832 betragen. Dysgenische Effekte entstehen in der Natur ständig, vorzugsweise durch Mutagene. Die iatrogene Dysgenie ist nur eine auf den Arzt reduzierte Form der anthropogenen Dysgenie (Schadstoffe), sie soll – trotz ihrer geringgradigen Auswirkung – zum Nachdenken anregen.

Der große Beitrag der *Neonatologie* an die Resultate der modernen Geburtshilfe läßt sich als ursächlicher Faktor messen, beispielsweise an der Mortalität

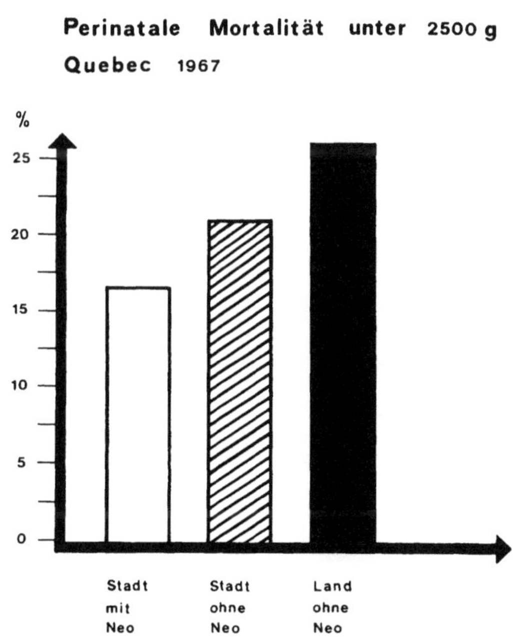

Abb. 11 Als Beispiel eines meßbaren Anteils der Neonatologie am Fortschritt wählen wir absichtlich ein Beispiel aus älterer Zeit, weil damals die geburtshilfliche moderne Überwachung noch nicht routinemäßig etabliert war [23].

untergewichtiger Kinder der Provinz Quebec 1967 (Abb. 11). Uns allen brennt die Frage auf der Zunge, ob die neonatologischen Fortschritte – im Zusammenhang mit der Aggressivität der Geburtshelfer – nicht *versteckte Rückschritte* beinhalten könnten. Als Einstieg zum Thema benutzen wir eine von Marianne Weber [24] präsentierte Literaturübersicht der letzten 10 Jahre (1972–1982) über das Schicksal von Kindern unter 1000 g (Tab. 9) und ein Zehnjahresvergleich über die Mortalität untergewichtiger Kinder (Abb. 12).

Tabelle 9 Literaturübersicht 1972–1982 über das Schicksal von Kindern mit einem Geburtsgewicht unter 1000 g

Mortalität	60%
Zerebrale	13–36%
Schule	
8 Jahre	25%
10 Jahre	60%

1982 präsentierte Marianne Weber [24] eine Literaturübersicht über die Probleme des Kindes mit einem Geburtsgewicht unter 1000 g. Auch wenn die hohe Mortalität bereits abgesunken ist, stimmen die zerebral geschädigten und die fast zwei Drittel schulisch schwieriger Kinder zum Nachdenken.

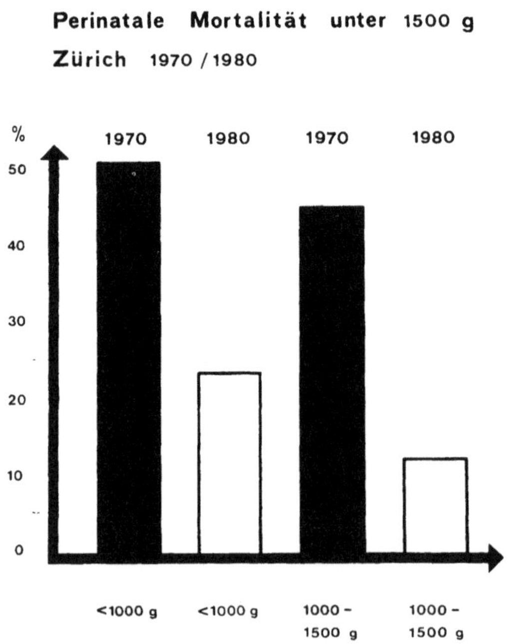

Abb. 12 Modernen geburtshilflichen Kliniken mit allzeit verfügbaren Neonatologen ist eine signifikante Reduktion der Mortalität untergewichtiger Kinder gelungen (Daten der Univ.-Frauenklinik Zürich).

Aussagekräftige Einzelliteratur über dieses Thema ist rar, ich verdanke Gabriel Duc den Hinweis auf die schwedischen Arbeiten von Hagberg und Mitarbeiter (1982) [25]. Nach einer steten Abnahme beginnt die *Häufigkeit der Diplegien* ab 1970/71 wieder anzusteigen. Deutlich kommt dieser Trend bei Kindern unter 2500 g zum Ausdruck (Abb. 13).

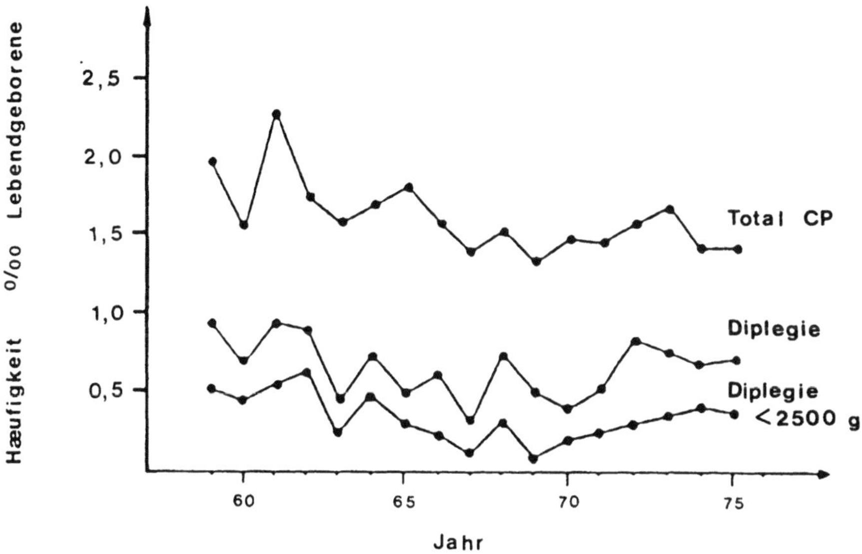

Abb. 13 Mit wichtigen technologisch bedingten Änderungen im Bereiche der Neonatologie in den frühen 70er Jahren beginnt eine Zunahme der Häufigkeit der Diplegien in Schweden [25].

Diese Kurve muß nun im Zusammenhang mit der perinatalen Mortalität gesehen werden (Abb. 14). Bis 1970 laufen Abnahmen der perinatalen Mortalität und der Hirnschäden parallel. Ab 1971 sinkt die Anzahl der Totgeborenen (ante- und subpartual) nochmals drastisch. Die Anzahl von früh- und schwer mangelgeborenen Kindern hat ab diesem Datum in Schweden aber zugenommen. In den frühen 70er Jahren hat aber auch die Neonatologie große technische Fortschritte eingeführt. *Das Zusammenspiel zwischen den beiden Disziplinen führte ab 1971 zu einem meßbaren Trend, der den geburtshilflichen Fortschritt in einem bestimmten Sektor der Perinatologie in Frage stellt.*

Eine – spätestens auf den zweiten Blick – sehr eigenartige Rechnung, stellen Hagberg und Mitarbeiter konkludierend auf (Tab. 10): Einem Nettogewinn von 2045 – zum Zeitpunkt der Nachuntersuchung gesunden Kindern – steht ein Eintausch von 55 zusätzlichen CP-Kindern gegenüber. Es darf nicht verschwiegen werden, daß es sich dabei um milde oder mäßige (mild, moderate) spastische Lähmungen mit durchschnittlichem Intellekt handelt. Trotzdem ist hier der

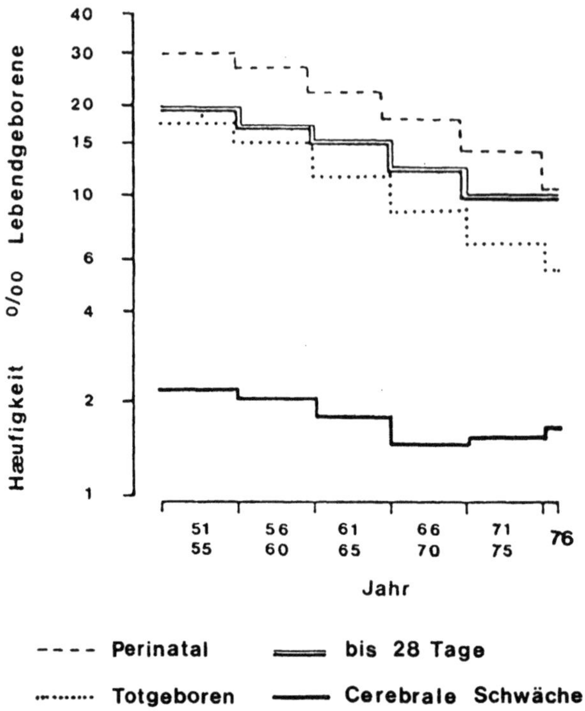

Abb. 14 Die oberen drei Niveaulinien zeigen den Verlauf der Kindersterblichkeit in Schweden, die untere Linie die Häufigkeit zerebraler Krankheit bei den Überlebenden. Möglicherweise wurde 1970/71 ein kritischer Punkt erreicht [25].

Tabelle 10 Fortschritt – Rückschritt? Kosten – Nutzen (Schweden)

	1966–1970	1971–1976
Perinat. Mortalität	17,7	13,8
Zerebralleiden (CP)	1,44	1,54
Gewinn an geretteten Kindern		3,9
„Eintausch“ zusätzliche CP		0,1
„Nettogewinn“ Kinder ohne CP		3,8

Absolute n: 55 zusätzliche CP > < 2045 Nettogewinn.
Eine Nettogewinn-Analyse aus Schweden [25] weist einen Gewinn von 2000 gesunden gegen 50 geschädigte Kinder bei aggressivem Einsatz der Disziplinen Geburtshilfe und Neonatologie aus. Die Zahlen der Tabelle beziehen sich auf 1000 aller Geborenen.

Ansatzpunkt, ob die Frage nach einem möglichen Rückschritt noch mit der reduktiven Denkmethode zu beantworten sei, oder andere – mathematisch begründete – Denkmethoden angewandt werden müssen. Setzen Sie einmal –

nur beispielhaft – den Nettogewinn von 2045 gesunden Kindern dem Nettoverlust von Millionen potentiell gesunder – aber toter Kinder – als Folge des legalisierten Schwangerschaftsabbruches gegenüber!

Der Januskopf des geburtshilflichen Fortschrittes

Es stellt sich letztlich die Frage, ob ein denkmethodisch verifizierter Fortschritt, nicht durch eine andere Denkmethode in Zweifel zu ziehen sei. Viele, der in meinem Vortrag in typischen Beispielen dargestellten Resultate zeigen, daß wir Geburtshelfer und Neonatologen an den Nettogewinnen „lebend oder tot" und „gesund oder krank" direkt beteiligt sind.

Weil die Medizin das eine Mal sich entscheidet, ein Leben um jeden Preis durchzubringen (z. B. Perinatalmedizin, Geriatrie, Onkologie, Hirntraumatologie), das andere Mal aber mithilft, über den *Lebensunwert* zu beschließen und Unerwünschtes vorgeburtlich beiseite zu räumen, ist ein Fortschritt und vor allem seine Meßbarkeit in Frage gestellt.

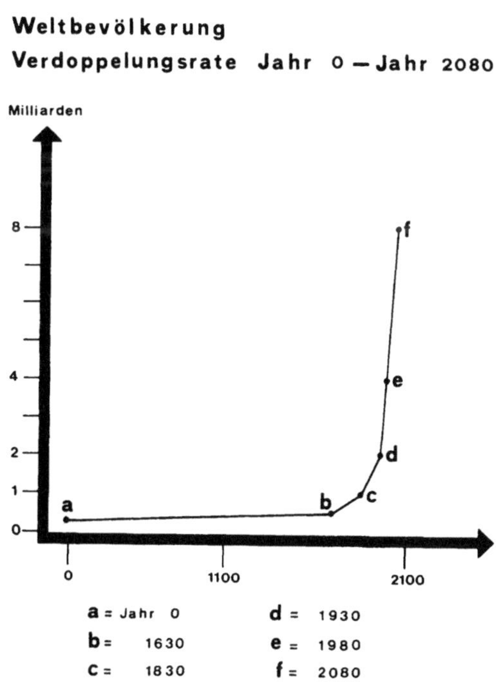

Abb. 15 Jeder Arzt weiß, daß der medizinische Fortschritt mitverantwortlich an der katastrophalen Entwicklung ist. Diese letzte Frage „kann Fortschritt nicht Rückschritt sein" darf nicht emotionell beantwortet werden. Zu ihrer Lösung bietet sich die Entscheidungslogik an [26, 27].

Tabelle 11 Auch das ist eine „Netto-Analyse“

Ein 1973 in den USA geborener Mensch braucht:	
Wasser	98,4 Mill. l
Lebensmittel	50 t
Düngemittel	4536 kg
Papier	5897 kg
Öl	1200 Barrel
Benzin	79494 l
Dosen und Flaschen	18 500
u. v. a. m.	

Der Fortschritt der Humanmedizin, und auch daran sind wir wieder besonders beteiligt, kann einen katastrophalen *Rückschritt* bedeuten, dann, wenn er den Menschen selber bedroht. Diese Bedrohung ist aus der Kenntnis über die Zunahme der Weltbevölkerung für jeden Gebildeten abzuleiten (Abb. 15).

Der Tod in den Ozeanen schreitet fort, die tropischen Regenwälder werden in 15–20 Jahren nicht mehr bestehen, die Wüsten wachsen rasch, das Ende der verfügbaren Nahrung in den Ozeanen und auf der Erde ist voraussehbar. Brauche ich dazu noch mehr zu sagen (Tab. 11)? Was nun aber Nützliches zu tun sei, um dem Menschen und dem ökologischen Feld, in das er ja nun eingebettet ist, zu helfen, kann mit *konventionellen* Denkmethoden nicht mehr beschlossen werden. Der Weg kann nur mit der Entscheidungslogik, einer Fortentwicklung der Spieltheorie aufgezeigt werden [26–28]. Eine besondere Zeitschrift bringt laufend Berichte für den philosophisch interessierten Mediziner [29].

Literatur

[1] Bochénski, I. M.: Die zeitgenössischen Denkmethoden. UTB-Uni-Taschenbücher, 6. A. Bern 1954, 8. A. 1980.

[2] Kaplan, R. W.: Der Ursprung des Lebens. (Besonders S. 129–143: Abiotische Entstehung funktionsfähiger Polymere.), 2. A. Thieme, Stuttgart 1978.

[3] Bretscher, J.: Fehler und Irrtum bei pH-Analysen von Mikroblutproben. Gynaecologia **162** (1966) 369.

[4] Bretscher, J.: Die Problematik von pH-Messungen aus Mikroblutproben. Padiatr. Padol. **3** (1967) 146.

[5] Chmelirsch, G.: Möglichkeiten der Fehlerentstehung bei Routineuntersuchungen von Fetalblut. Med. Diss. Berlin, 1980.

[6] Donabedian, A.: The quality of medical care. Methods for asessing and monitoring the quality of care. Science **200** (1978) 856–864.

[7] Mayr, E.: Die Entwicklung der biologischen Gedankenwelt, S. 682. Springer Berlin 1984.

[8] Schmidt, S., K. Langner, J. W. Dudenhausen et al.: Reliability of transcutaneous measurement of oxygen and carbon dioxyd partial pressure with a combined PO_2-

PCO_2 electrochemical electrode in the fetus during labor. J. Perinat. Med. **13** (1985) 105.
[9] Saling, E.: Zustandsdiagnose beim Neugeborenen unmittelbar nach der Geburt. Gynaecologia **160** (1965) 133.
[9a] Sykes, G. S., P. M. Molloy, P. Johnson et al.: Do Apgar-Scores indicate asphyxia. Lancet **27** (1982) 494.
[10] Eichhorn, K. H., W. Michels, H. J. Seewald et al.: Vergleich der transkutanen Sauerstoffdruckmessung mit der rechenautomatischen CTG-Analyse sub partu. Z. Geburtshilfe Perinatol. **189** (1985) 69.
[11] Langendoerfer, Sh., A. D. Haverkamp, J. Murphy et al.: Pediatric follow-up of randomized controlled trial of intrapartum fetal monitoring. J. Pediatr. **97** (1980) 103.
[12] Haverkamp, A. D., M. Orleans, M. Langendoerfer et al.: A controlled trial of the differential effects of intrapartum fetal monitoring. Am. J. Obstet. Gynecol. **134** (1979) 399.
[13] Renou, P., A. Chang, I. Anderson et al.: Controlled trial of fetal intensive care. Am. J. Obstet. Gynecol. **126** (1976) 470.
[14] Primas, H.: Kann Chemie auf Physik reduziert werden? Neue Zürcher Zeitung Nr. 42 (1985).
[15] Bundesamt für Statistik: Geburtsgewicht und Säuglingssterblichkeit in der Schweiz. Beiträge zur schweizerischen Statistik, Heft 126, Bern 1985.
[16] Fanconi, A., G. Duc: Sitzung der Schweiz. Neonatologiegruppe am 9. 11. 82 (Manuskript).
[17] Bretscher, J.: Der klinische Aspekt von 1061 perinatal verstorbenen Kindern. Arch. Gynecol. **204** (1967) 107.
[18] Harbauer, H., H. H. Schmidt, B. Schulz et al.: Der Prädiktorwert des perinatalen kindlichen pH-Wertes für Hirnfunktionsstörungen im Einschulungsalter. Bericht an die Deutsche Forschungsgemeinschaft, 1977.
[19] Schmidt, M. H., H. Harbauer: Der Prädiktorwert der perinatalen Blut-pH-Wertes für Hirnfunktionsstörungen im Einschulungsalter. Z. Kinder- u. Jugendpsychiatrie **1** (1982) 5.
[20) Tanner, R. A.: Die prognostische Bedeutung des perinatalen nabelarterien-pH-Wertes für die psychische Entwicklung. Med. Diss. Bern 1983.
[21] Shrader-Frechette, K. S.: Risk analysis and scientific method. Reidel, Dordrecht 1985.
[22] Stalder, G.: Genetik und Gesellschaft. Soz. Praventivmed. **30** (1985) 4.
[23] Usher, R. H.: The role of neonatologist. Pediatr. Clin. North. Am. **17** (1970) 199.
[24] Weber, M. (Universitätskinderklinik Zürich): Sitzung d. Schweiz. Neonatologiegruppe 9. 11. 1982.
[25] Hagberg, B., G. Hagberg, I. Olow: Gains and hazards of intensive neonatal care: An analysis from Swedish cerebral palsy epidemiology. Develop. Med. Child. Neurolog. **24** (1982) 13.
[26] Jeffrey, R. C.: The logic of decision. 2nd Ed., University Press, Chicacog, 1983. Deutsch: Logik der Entscheidungen. Oldenbourg, München 1967.
[27] Neumann, J. v., O. Morgenstern: Theory of games and economic behaviour. University Press, Princetown 1953, 1980.
[28] Stegmüller, W.: Entscheidungslogik (Rationale Entscheidungstheorie). Studienangabe, Teil B von: Probleme und Resultate der Wissenschaftstheorie und analytischen Philosophie. Springer, Berlin, Heidelberg, New York 1973.
[29] The Journal of Medicine and Philosophy (H. T. Engelhardt, Hrsg.) Reidel, Dordrecht.

Ethische Grenzen für das geburtshilfliche Handeln

H. Ewerbeck

Die Diskussion über ethische Grenzen ärztlichen Handelns setzt grundsätzliche Überlegungen über medizinische Ethik voraus. Erst dann kann auch über Grenzziehungen gesprochen werden.

Codices medizinischer Ethik begleiten uns Ärzte seit Hippokrates und es läßt sich nicht übersehen, daß trotz gleichbleibender Grundforderungen ein enger Kontext zum jeweiligen Zeitgeist und dem durch ihn geprägten moralischen, philosophischen, theologischen und sozialen Weltbild besteht. Die letzten Jahrzehnte haben uns Ärzten dies besonders deutlich gemacht, zumal immer deutlicher nicht nur in der Politik, sondern auch auf dem Gebiet ärztlicher Ethik die anonymen Schreibtischtäter aktiv werden, also jene in der Gesamtmenge ihrer Berufskollegen erfreulicherweise nur kleine Gruppe von Journalisten, die in Presse, Funk und Fernsehen ohne ausreichende Vorbildung oder Tatsachenwissen, Probleme ärztlicher Ethik in die öffentliche Diskussion bringen, ihren Inhalt sensationalisieren, die Vertrauungswürdigkeit und Glaubwürdigkeit der Ärzte durch ironisierende Schreckbilder, wie „Halbgott in Weiß" oder „Herr über Leben und Tod", erschüttern. Gleichzeitig bereiten sie den Boden vor für Initiativgruppen, die zur Mitentscheidung drängen und steigern die Prozeßfreudigkeit, was im Hinblick auf unsere arbeitslosen Juristen und Ärzte in Zukunft immer weniger schwer sein wird. Auch der Staat oder die Verwaltung werden angerufen, um über die Grenzen ärztlichen Handelns mitzubestimmen, obwohl solche Entscheidungen nur zwischen den behandelnden Ärzten, den Pflegepersonen und der Familie getroffen werden können.

Wir Ärzte stehen bei Grenzbestimmungen unseres Handelns sehr allein. Von den Religionsgemeinschaften erwächst uns trotz zahlreicher Symposien und Kongresse mit ihren Vertretern kaum Hilfe und erstaunlicherweise besteht auch unter Kollegen wenig Interesse darüber zu diskutieren. Oder sind die Grundforderungen der Heilkunde für uns so selbstverständlich, daß es banal ist, darüber zu reden?

Ich möchte versuchen, den Maßstab dieser 5 Grundforderungen an unser Problem „Grenzen des geburtshilflichen Handelns" anzulegen:

1. Das Wohl des Patienten ist oberstes Gebot.
2. Erhaltung seines Lebens ist das Ziel.
3. Die Therapie muß mehr nützen als schaden.
4. Die Würde des Patienten ist unter allen Umständen zu beachten.
5. Wir müssen sein Vertrauen verdienen.

Das Wohl des Patienten

Wann beginnt dieses „Wohl": Als Embryo, als ohne Technik nicht lebensfähiges Frühgeborenes, als Neugeborenes? Bei der Beantwortung dieser Frage darf man nicht aus dem Auge verlieren, daß der erwachsene Mensch (soweit er noch urteilsfähig ist) im medizinischen Bereich über sein Wohl selbst entscheiden kann, intrauterin, bei der Geburt und frühen Kindheit aber immer Fremdentscheidungen vorliegen, Fremdentscheidungen sind immer einfacher, wenn man die Konsequenzen nicht selbst zu tragen hat und sich im Konsens mit dem Zeitgeist weiß. Bei der Entscheidung über das Wohl des Patienten in seinem ersten Lebensabschnitt muß oder kann es so für den gewissenhaften Arzt zu einer ethischen Konfliktsituation kommen, einem Konflikt gegenüber dem Zeitgeist, der Gesellschaft, den Kirchen und womöglich den Eltern: Wie sieht das Wohl des Patienten aus, wann beginnt es und wie wird es in seiner Zukunft sein?

Hier müssen sich sofort auch Überlegungen zur zweiten Grundforderung anschließen.

Erhaltung des Lebens

Zumal wenn es sich um Kinder mit schwersten Mißbildungen, insbesondere des Zentralnervensystems, oder um extrem kleine Frühgeborene handelt.

Hier ist die Antithese offenkundig: Auf der einen Seite die absolute Unantastbarkeit des Lebens (Heiligkeit des Lebens!) auf der anderen Seite aber Erhaltung des Lebens in Relation zur Lebensqualität. Die erste Einstellung ist unangreifbar, immer legal und moralisch einwandfrei. Aber nicht jede Handlung, die gesetzlich einwandfrei ist, schützt den entscheidenden Arzt vor Schuld. Die andere Haltung mit dem Blick auf die Lebensqualität ist bei medizinischen Entscheidungen sehr viel anspruchsvoller. Man gerät dabei leicht in die Nähe der Qualifikation lebenswertes: lebensunwertes Leben, auch wenn man als Maßstab den Begriff menschenwürdiges Leben nimmt.

Die heutige Gesellschaft verhält sich hier sehr schizophren und verletzt damit die ethische Sensibilität ihrer Ärzte: Auf der einen Seite akzeptiert sie Kinder mit schweren Vorschäden oder angeborenen Mißbildungen *nicht* und erlaubt etwa wie bei der Rötelnembryopathie oder dem Down-Syndrom die Interruptio; ja die Eltern haben ein einklagbares Anrecht auf ein gesundes Kind. Die Gesellschaft hat auch keine Bedenken, wenn heute täglich in der Bundesrepublik über 200 – und nimmt man die Dunkelziffer noch dazu über 600 – *gesunde* Früchte artefiziell abortiert, vernichtet werden.

Diese gleiche Gesellschaft reagiert aber ausgesprochen sensibel, wenn über die Berechtigung einer Behandlung schwerst mißgebildeter oder extrem kleiner frühgeborener Kinder auch nur diskutiert wird. Doch hier stoßen wir jetzt an die dritte Grundforderung unserer Heilkunde.

Bringt diese Therapie mehr Nutzen als Schaden?

Natürlich hat sich unsere Einstellung zu den sehr kleinen Frühgeborenen in den letzten Jahrzehnten erheblich gewandelt (Tab. 1).

Etwa seit 1978 stehen uns zunehmend bessere technische Möglichkeiten (Beatmungs- und Überwachungsgeräte) und mehr physiologisches Wissen über Kreislaufbehandlung und Ernährung zur Verfügung. Die pädiatrische Intensivmedizin wurde nun auch in der Gewichtsklasse unter 1000 g Geburtsgewicht erfolgreicher. In der letzten Zeit hat sich die Gewichtsgrenze der technisch behandelbaren Frühgeborenen noch weiter nach unten verschoben. Auch Kinder von 500–750 g bieten kaum noch Schwierigkeiten bei der Beatmung.

Tabelle 1 Aufzucht von Frühgeborenen

erfolgversprechend	
bis 1970	ab 1500 g
seit 1970	ab 1000 g
seit 1978	ab 700–800 g
z. Zt.	ab 500 g technisch möglich

Heute haben Frühgeborene über 1000 g eine Chance von 70–90% zu überleben und unter 1000 g noch immer von 40–50%. Daß die Erfolge intensivmedizinischer Maßnahmen auch bei Kindern unter 1000 g mit einer kaum höheren Schadens- und Verlustquote belastet sind als bei denjenigen zwischen 1000 und 1500 g, erfüllt die pädiatrischen Intensivmediziner mit Genugtuung [6].

Allerdings haben die heute möglichen Ultraschalluntersuchungen durch die offene Fontanelle des Kindes diese Euphorie etwas gedämpft. Es zeigt sich, daß in etwa 50% aller Frühgeborenen unter 1500 g Hirnblutungen entweder in die Matrix, periventrikulär oder gar in die Ventrikel hinein bestehen. Ein Teil dieser Blutungen entsteht erst in den ersten Lebensstunden nach der Geburt [5, 8].

Es beruhigt natürlich, bei laufenden sonographischen Kontrollen feststellen zu können, daß die leichteren Blutungen in den ersten Lebenswochen offenbar wieder spurlos verschwinden. Aber nach ausgedehnten Matrixblutungen bleiben Ventrikelerweiterungen, insbesondere im Gebiet der Hinterhörner, eine Makroventrikulie oder gar ein Hydrozephalus. Es können sich porencephale Defekte oder eine Mikrozephalie entwickeln. Daß solche Kinder dann bei der weiteren Beobachtung spastische Cerebralparesen, Intelligenzdefekte bis hin zur Imbezillität oder ein atonisch-astatisches Syndrom aufweisen, ist kein Wunder. Besonders zeigen sich solche Blutungen und Blutungsfolgen bei Kindern, die eine langdauernde, maschinelle Beatmung benötigen.

Bei der statistischen Beurteilung dieser Spätfolgen ist es immer günstiger, große Gruppen zusammenzufassen, also alle Kinder unter 1500 g, oder alle Kinder unter 1200 g. Differenziert man die Kinder aber in kleinere Gewichtsklassen, sieht das Ergebnis anders aus.

So fanden Dolfin und Mitarbeiter [2] bei ihren Frühgeborenen unter der 32. Schwangerschaftswoche oder bis zu 1500 g in 34%, also in rund einem Drittel der Fälle, subependymale und intraventrikuläre Blutungen. Nimmt man aber in der von ihnen beobachteten Gruppe nur die Kinder unter der 29. Gestationswoche, dann erleiden 45%, also knapp die Hälfte der extrem kleinen Frühgeborenen, cerebrale Blutungen. Dauert die Schwangerschaft länger als 29 Gestationswochen, waren es nur 19%.

Das gleiche beobachtete auch Frau Stahlmann [7] in ihrem Kollektiv in Nashville. 40% der Kinder aus der 26.–27. Graviditätswoche erlitten intraventrikuläre und intraparenchymale Blutungen aber nur 6% nach der 30. Schwangerschaftswoche, d. h. die Häufigkeit der großen Blutungen verfünffacht sich bei Kindern unter der 29. Schwangerschaftswoche.

Wie steht es mit der Prognose dieser Kinder?

Überlebende Kinder über 750 g sind nach Bennet [1] etwa zu 10% schwer zerebralgeschädigt, weitere 10% in ihrer Entwicklung und ihrer Intelligenz deutlich retardiert. 80% dagegen gedeihen später mehr oder weniger unauffällig.

Bei der Gewichtsklasse unter 750 g dagegen muß bei den Überlebenden in mindestens 40% der Fälle mit neurologischen Defektheilungen gerechnet werden. Daß das Körperwachstum und das Gewicht der Kinder mit so niedrigem Geburtsgewicht bis zum 3. Lebensjahr unter der 5. Perzentile liegt und sich erst bis zum 6. Lebensjahr der 50. Perzentile der Norm nähert [1], ist vielleicht nicht so wichtig. Bemerkenswert aber ist, daß der Kopfumfang dieser Kinder sich während der Beobachtungszeit zwischen der 10. und 50. Perzentile der Norm bewegt, d. h. unter diesen Kindern entwickeln sich einige in Richtung einer Mikrozephalie [3].

Tabelle 2 Sehr kleine Frühgeborene nach 2 Jahren [4]

351 Neugeborene 500–990 g	
überlebt	89 = 25,4%
davon neurologisch o. B. (42)	48,3%
schwere Ausfälle	22,5%
geringe Ausfälle	29,2%
von 351 Neugeborenen 42 o. B.	= 12%

Eine Gruppe von 351 Neugeborenen zwischen 500 und 990 g hat Kitchen 1980 beobachtet (Tab. 2) [4]. Davon überlebten nach 2 Jahren nur noch ein Viertel und wurde multidisziplinär untersucht. Jedes 5. dieser 89 Kinder hatte schwerste neurologische Ausfälle, jedes 3. hatte geringere neurologische Auffälligkeiten, jedes 7. hatte eine deutliche Zerebralparese, 3,4% waren blind und nur 12% der ursprünglich 351 extrem kleinen Frühgeborenen waren neurologisch unauffällig.

Auch Walker fand eine deutliche Abhängigkeit schwerer neurologischer Schäden vom Geburtsgewicht [9]: unter 699 g waren alle schwer geschädigt, über 900 g nur 3%.

Wenn also bei Frühgeborenen unter 700 g Geburtsgewicht die Anzahl der schwer zerebralgeschädigten Kinder so hoch ist, erhebt sich dann nicht die Frage, ob eine aggressive Intensivpflege, insbesondere auch eine maschinelle Dauerbeatmung, ärztlich und ethisch immer gerechtfertigt ist? Entspricht dann unser Vorgehen in jedem Fall der 3. Grundforderung: Die Therapie muß mehr nützen als schaden? Ist es zu verantworten, wenn von den wenigen Überlebenden fast die Hälfte schwere neurologische Defekte aufweisen? Wie erklären sich die mangelhaften Erfolge?

1. In der Gewichtsklasse unter 700 g besteht eine erhebliche Unreife der Lungen und des Atemzentrums. Kaum ein Kind kommt ohne maschinelle Beatmung aus. Wegen der erhöhten Kapillarpermeabilität mit konsekutiver Ödemneigung drohen dabei Flüssigkeitslunge und rezidivierende Atelektasen. Damit wächst die Gefahr des unter der Beatmung oft rezidivierenden Pneumothorax. Sauerstoff und maschinelle Beatmung können zu chronischen Lungenschäden führen, ein Krankheitsbild, das unter der Bezeichnung „bronchopulmonale Dysplasie“ bekannt ist. Während normalerweise nur etwa 10% der langzeitbeatmeten Kinder eine solche bronchopulmonale Dysplasie entwickeln [10], tritt sie bei Kindern unter 1000 g in bis zu 70% der Fälle auf [11, 12] mit einer über Jahre hinaus bestehenden chronischen ventilatorischen Insuffizienz des Kindes infolge seiner verhärteten Lunge und mit häufig rezidivierenden pulmonalen Infekten. Das bedeutet für die Kinder zumindest in den ersten Lebensjahren sich immer wieder wiederholende Krankenhausaufenthalte wegen rezidivierender Pneumonien, schließlich eine zunehmende Rechtsherzbelastung und bei einem Teil der Kinder ein chronisches Lungensiechtum mit vorzeitigem Ende, also ein ähnlicher Verlauf wie bei der Mukoviszidose.

Bei der Ursachensuche darf nicht vergessen werden, daß bis zur 20. Schwangerschaftwoche die Lunge noch ein völlig drüsiges Organ ist, das erst etwa ab der 24. Woche langsam eine respiratorische Oberfläche gewinnt. Die Kapillarisation der Lungen ist bei Kindern unter 750 g noch so gering, daß die Gasdiffusion nicht ausreicht, um das Blut genügend zu arterialisieren und die Kohlensäure abzuatmen. Als Folge davon kommt es zu dem hyalinen Mebranen-Syndrom. Dabei verhärten die Lungen und die Gasdiffusion wird erschwert. Auf der anderen Seite wird der Anti-Atelektase-Faktor bekanntlich erst ab der

35. Schwangerschaftswoche so ausreichend und laufend produziert, daß die einmal entfaltete Lunge nicht wieder durch Atelektasenbildung z. T. wieder ausfällt mit der Folge, daß es in den übrigen Lungenpartien zur Emphysembildung und bei artifizieller Beatmung zum Pneumothorax kommt. Natürlich kann man versuchen, die Unreife der Lungen mit einer extrakorporalen Membranenlunge zu überbrücken. Man sollte dabei nur nicht die bereits geschilderte Blutungsbereitschaft des Gehirns und die drohende retrolentale Fibroplasie aus dem Auge verlieren.

2. Die Unreife des Augenhintergrundes ist nämlich die zweite Gefahr bei Frühgeborenen unter 700 g. Diese kleinsten Kinder neigen zu retrolentalen Fibroplasie, auch wenn sie keinen Sauerstoff oder nur Sauerstoff unter stets laufender Kontrolle der arteriellen Blutgaswerte erhalten (Tab. 3). Die obligaten Folgen der retrolentalen Fibroplasie aber sind später schwere Sehbehinderungen bis hin zur völligen Blindheit. Das kann auch nicht wie gehofft durch Vitamin-E-Gaben verhindert werden.

Tabelle 3 Prognose sehr kleiner Frühgeborener

Geb.-Gewicht	Sterblichkeit	nach 2 Jahren neurol. o. B.	retrolentale Fibroplasie
501 – 600 g	97,6%	–	59% (501–700 g)
601 – 700 g	69,2%	11,0%	
701 – 800 g	51,0%	22,0%	63%
801 – 900 g	38,0%	1/3	36% (801–1000 g)
901 – 1000 g	28,6%	1/3	

255 Frühgeborene [Saigal, S.: J. Pediatr. **105** (1984) 969 – 976]

3. Die dritte Gefahr – wie schon angedeutet – ist die Blutungsbereitschaft des noch unreifen Gehirns. In dieser frühen Phase der Gehirnentwicklung sind die Kapillaren noch extrem dünn und einschichtig und wie überall, so führt auch im Gehirn das Nachlassen der arteriellen Sauerstoffzufuhr infolge der pulmonalen Schwierigkeiten zu einer erhöhten Kapillardurchlässigkeit und Blutungsbereitschaft. Dann genügen die geringsten Blutdruckschwankungen, um Blutungen hervorzurufen. Diese Druckschwankungen können exogen physikalisch durch den Geburtsvorgang bedingt sein, oder es handelt sich um spontane Blutdruckschwankungen des Kindes, das unter den Katecholaminen des Geburtsstresses steht, so daß auch nach der Entbindung noch zerebrale Blutungen auftreten können, zumal die Autoregulation der zerebralen Durchblutung aus Gründen der Unreife noch nicht oder nach Azidose und Hypoxie der Geburt nicht mehr funktioniert. Durch den Ausfall der Autoregulation sind die fragilen Kapillaren des unreifen Gehirns dem arteriellen Systemdruck direkt ausgesetzt. Er kann unmittelbar nach der Geburt oder bei Apnoeanfällen,

bei Krämpfen, bei Infusionen erhöht sein oder starke Schwankungen aufweisen. Man kann dann das Kommen einer zerebralen Parenchymblutung etwa im Anschluß an ein massives Hirnödem sonographisch sehr genau verfolgen.

Über die Folgen derartiger Blutungen, zumindest ihren schweren Ventrikeleinbrüchen, wurde schon gesprochen. Deshalb wird auch von einzelnen Autoren empfohlen, bei Kindern unter 750 g therapeutisch zurückhaltend zu sein und von einer maschinellen Beatmung abzusehen.

Jedenfalls sollten bei der Gewichtsgrenze zwischen 700 und 800 g die Skrupel eines verantwortungsvollen Perinatologen beginnen.

Einerseits ist auch ein Kind unter 700 g ein Mensch mit seinem Anspruch auf Leben. Andererseits handelt es sich hier entweder um ein schon durch intrauterine Umstände frühzeitig dystrophes und geschädigtes Kind, oder um ein echtes Frühgeborenes, also eigentlich um ein gesundes Kind mit einem noch intakten Zentralnervensystem. Das aber wird durch unsere Behandlung, durch die notwendige Beatmung, durch die Blutdruckschwankung, durch die Infusionstherapie in diesem extrem unreifen Zustand auf das schwerste bedroht oder gar mit bleibenden Schäden belastet. Dann verläßt es später mehr oder weniger sicher die pädiatrische Behandlung im Zustand der Porenzephalie, blind durch retrolentale Fibroplasie oder zumindest mit einer hochgradig veränderten Lunge, die es zu einem chronischen Siechtum oder zu einem frühen Ende durch Rechtsherzinsuffizienz verurteilt.

Am stärksten belasten den behandelnden Arzt natürlich die unter seinen Händen entstehenden oder zumindest nicht zu verhindernden Schäden des Zentralnervensystems. Damit gerät die vierte Grundforderung medizinischen Handelns ins Blickfeld, die Würde des Patienten zu achten. Der Perinatologe hat sich zu fragen, ob eine intensivmedizinische Behandlung und Beatmung auf jeden Fall fortzusetzen sei, auch wenn die sonographischen Untersuchungen schwere Veränderungen im Gehirn aufzeigen. Veränderungen, die voraussehen lassen, daß dieses Kind nicht imstande sein wird zu sitzen, zu gehen oder zu sprechen. Daß es unfähig sein wird, sich selbst bei seinen vitalen Bedürfnissen zu versorgen, geschweige denn in irgendeiner Weise mit seiner Umgebung zu kommunizieren.

Wir müssen uns fragen, ob wir berechtigt sind, durch intensive medizinische Maßnahmen ein um so viel zu früh auf die Welt gekommenes Kind zwar zum Leben zu zwingen, aber gleichzeitig so zu schädigen, daß nur noch ein vegetativ funktionierender, auf stete Fremdhilfe angewiesener Organismus entsteht. Hat der sich selbst bewußte menschliche Geist nicht Anspruch auf ein gebrauchsfähiges Gehirn, um ein menschenwürdiges Leben zu führen?

Höher als das animalische Leben steht doch in der Güterabwägung ein Leben menschlicher Kommunikationsfähigkeit, ein Leben sittlicher Entscheidungsfreiheit des Individuums. Haben wir dieses ermöglicht? Bei der Prüfung unseres Handelns genügt es sicher nicht, sich zu beruhigen mit der Feststellung „ich habe doch alles technisch mögliche getan". Auch bei den extrem kleinen

Frühgeborenen ist die Würde des Menschen zu achten, und man muß sich fragen:

- Ist diese Behandlung zumutbar?
- Erhöhen wir nicht durch unsere Aktivität nur das Leiden?
- Rechtfertigt denn der Zustand dieses Gehirns überhaupt eine Maximaltherapie?

Bei dieser Entscheidung können die Eltern nicht hilfreich sein. Sie entscheiden in diesem Fall eben nicht nur über sich selbst, sondern über ein anderes Leben, das die Folgen ihrer Entscheidung allein zu tragen hat. Das belastet den perinatologisch arbeitenden Kinderarzt mit einer größeren Verantwortung. Die ärztliche Entscheidung sollte zwar ein Akt der Humanität sein, aber die Lebenserhaltung um jeden Preis kann zum Terror im Namen der Humanität werden. Eine solche Entscheidung kann uns schuldig machen, denn wir verletzen dabei die Würde des Menschen im Patienten.

Auf der anderen Seite ist es für den Arzt verlockend, sich zum Nichtstun zu entscheiden. Denn das dann gestorbene Kind rechtfertigt offensichtlich seine Entscheidung. Das überlebende Kind dagegen ist bei ungünstigem Ausgang mit seinen schweren zerebralen Schäden und einem Leben der Hilflosigkeit, des Leidens und der Ausgeschlossenheit aus allen zwischenmenschlichen Beziehungen, ein bleibender Vorwurf. Die Entscheidung im Einzelfall ist also sehr schwer.

Im Hinblick aber auf die anatomischen und funktionellen Verhältnisse eines Frühgeborenen unter 750 g betrachten wir von pädiatrischer Seite aus eine maximale Intensivtherapie bei Kindern unter dieser Grenze mit großer Zurückhaltung. Es wäre hilfreich für die Eltern, wenn auch der zuständige Geburtshelfer in solchen Fällen keine allzu großen Hoffnungen erweckt.

Literatur

[1] Bennett, F. C., N. M. Robinson, C. J. Sells: Growth and development of Infants Weighing less than 800 Grams at Birth. Pediatrics **71** (1983) 319–323.

[2] Dolfin, T., M. B. Skidmore, K. W. Fong et al.: Perinatal factors that influence the incidence of subependymal and intraventricular hemorrhage in low birthweight infants. Am. J. Perinat. **1** (1984) 107–113.

[3] Kirata, T., J. T. Epcar, A. Walsh et al.: Survival and outcome of infants 501 to 750 gm: A sixyear experience. J. Pediatr. **102** (1983) 741–748.

[4] Kitchen, W., G. Ford, A. Orgill et al.: Outcome in infants with birth weight 500 to 999 gm: a regional study of 1979 and 1980 births. J. Pediatr. **104** (1984) 921–927.

[5] Papile, L. A., G. Munsick-Bruno, A. Schaefer: Relationship of cerebral intraventricular hemorrhage and early childhood neurologic handicaps. J. Pediatr. **103** (1983) 273–277.

[6] Paz d. Ruiz, M., J. A. LeFever, D. O. Hakanson et al.: Early development of Infants of birth weight less than 1000 Grams with Reference of Mechanical Ventilation in Newborn Period. Pediatrics **69** (1981) 330–335.

[7] Stahlman, M. T.: Newborn intensive care: Success or failure: J. Pediatr. **105** (1984) 162–167.
[8] Stewart, A. L., R. J. Thornburn, P. L. Hope et al.: Ultrasound appearance of brain in very preterm infants and neurodevelopmental outcome at 18 months of age. Arch. Dis. Child. **58** (1983) 598–604.
[9] Walker, D.-J. B., A. Feldmann, B. R. Vohr et al.: Costbenefit analysis of neonatal intensive care for infants weighing less than 1000 grams at birth. Pediatrics **74** (1984) 20–25.
[10] Wong, Y. C., C. S. Beardsmore, M. Silverman: Pulmonary sequelae of neonatal respiratory distress in very low birth-weight infant. A clinical and physiological study. Arch. Dis. Child. **57** (1982) 418–424.
[11] Yu, V. Y., A. A. Orgill, S. B. Lim et al.: Growth and development of very low birthweight infants recovering from bronchopulmonary dysplasia. Arch. Dis. Child. **58** (1983) 791–794.
[12] Yu, V. Y., A. Watkins, B. Bajuk: Short reports: Neonatal and postneonatal mortality in very low birthweight infants. Arch. Dis. Child. **56** (1984), 987–999.

Pränatale Diagnostik – eine ethische Ausweglosigkeit

F. K. Beller

Mit der Entdeckung von Leyeune, daß der Downschen Erkrankung eine genetische Abnormalität, nämlich eine Trisomie 21 zugrunde liegt, wurde der Grund für eine Methode gelegt, die mittlerweise als „Pränatale Diagnostik" eingeführt ist. In der Bundesrepublik hat in den 70er Jahren die Deutsche Forschungsgemeinschaft die Entwicklung dieser Methode in ihr Schwerpunktprogramm aufgenommen. Das hatte zur Folge, daß die Identifikation von genetischen Fehlbildungen durch Amniozentese und kulturelle Züchtung von Amnionzellen zu einer Technik entwickelt werden konnte, die einer diagnostischen Sicherheit von nahezu 99% entspricht und der eine geringe Komplikationsrate entgegenstand. Zunächst war nur die Erkennung des Aneuplodie-Risikos die Begründung für die Amniozentese. Die Bestimmung des Alpha-Fetoproteins als Indikator für Spaltbildungen und die Erkennung einer geringen Quote von erheblichen Stoffwechselstörungen hatte zunächst zahlenmäßig keine große Bedeutung.

Zugrunde lag dem Begriff der „Pränatalen Diagnostik" ursprünglich die Vorstellung, durch eine vorgeburtliche intrauterine Therapie des Feten die Lebensqualität zu verbessern. Einer der wesentlichen Vorstellungen der Humangenetik beruht auf der Vorstellung, Erbkrankheiten von dem Individuum fernzuhalten und unterscheidet sich damit von dem Begriff der Eugenik, unter dem genetische Strukturen einer Mehrzahl von Menschen, z. B. eines Volkes, verändert werden sollten.

Leider entwickelte sich die „Pränatale Therapie" nur zögernd. Damit blieb die fragwürdige Situation bestehen, daß die Therapie vorwiegend in der Tötung des Feten besteht. Die ursprünglich als Übergangstherapie gedachte Situation ist gegenwärtig in mehr als 95% gegeben.

Zwar kann man als Positivum der Methode auch anführen, daß bei normalen Feten einer großen Zahl von Schwangeren die Angst vor einer möglichen Mißbildung genommen werden kann. Das aber ist und war weder die Grundlage noch die ethische Begründung für die Indikationsstellung.

Die Liberalisierung des Paragraphen 218 ermöglicht es, Schwangerschaften bis zur 22. Schwangerschaftswoche post conceptionem unter dem Begriff der „Eugenischen Indikation" (§ 218, Abs. 2) zu unterbrechen. Hellegers hat darauf hingewiesen, daß der Begriff der „Eugenischen Indikation" eigentlich falsch ist [4]. Es würde sich vielmehr um eine klassische „Soziale Indikation" handeln, da nicht bekannt ist, ob ein mongoloides Kind glücklich oder unglücklich lebt. Deshalb wird der Fet ja auch nicht eliminiert, sondern weil die Familie oder die Gemeinschaft glauben, daß er als psychosoziale Belastung unzumutbar ist.

Im deutschen Strafgesetzbuch lautet der entsprechende Passus, daß der Abbruch straffrei für den Arzt bleibt, wenn „dringende Gründe für die Annahme sprechen, daß das Kind infolge einer Erbanlage oder schädlicher Einflüsse vor der Geburt an einer nicht behebbaren Schädigung seines Gesundheitszustandes leiden würde, die so schwer wiegt, daß von der Schwangeren die Fortsetzung der Schwangerschaft nicht verlangt werden kann." Für den Abbruch benötigt man daher eigentlich nur den letzten Halbsatz, um nahezu beliebig eine Notlage ableiten zu können, denn letzten Endes hängt die Forderung nach dem Abort nur von der Zumutbarkeit für die Schwangere ab. Auch das Urteil des Bundesgerichtshofs, das dieses Problem behandelt, bleibt auslagefähig. Vor allem aber wird bei näherer Überlegung klar, daß es sich gar nicht um eine „kindliche Indikation" handelt. Der Abbruch wird vielmehr aufgrund einer mütterlichen Entscheidung durchgeführt. Ihm liegt daher eine erweiterte medizinische Indikation zugrunde (Würmeling, pers. Mitt.). Das erklärt auch, warum Indikationen austauschbar werden, was das Gesetz an sich schon angreifbar macht. Wenn die Indikationen austauschbar werden, können die einzelnen Limitationszeiten innerhalb derer die Schwangerschaft unterbrochen werden darf, manipuliert werden.

War es, wie schon gesagt, die ursprüngliche Absicht der Pränatalen Diagnostik, genetische Fehlbildungen zu erkennen, so ermöglichte die stürmische Weiterentwicklung der Technik, insbesondere die Verbesserung der Ultraschallmethoden, zahlreiche anatomische Fehlbildungen bis hin zur Hasenscharte, zu erkennen. Damit wurde einer der vielen Mängel des Gesetzes zu einem grundsätzlichen Problem, nämlich die fehlende Einschränkung über die Begrenzung der Schwere der Mißbildungen. Dies war eigentlich schon deshalb erstaunlich, weil es sich nach dem Gesetz um eine „kindliche Indikation" handeln sollte und damit ein Schutz des Feten erwartet werden konnte [1].

Schon im Rahmen der Diagnose von genetischen Fehlbildungen war von genetischer Seite die Frage aufgeworfen worden, ob jede genetische Aberration einen Grund für einen Abbruch abgibt, auch dann, wenn diese Menschen geistig nicht behindert sind. Diese Diskussion ist unter dem Schlagwort des „Klinefelter Syndroms" bekannt geworden und hat sich nicht nur durch Rechtsunsicherheit infolge der Auslegungsfähigkeit zu einem Problem von grundsätzlicher Tragweite entwickelt.

Durch ein weiteres Urteil des Bundesgerichtshofes hat sich die Pränatale Diagnostik aus einem Angebot zu einem Rechtsanspruch entwickelt, dem sich der Arzt nicht entziehen kann, gleichgültig, ob er die Methode selbst durchführt oder die Patientin nur berät. Aber ab welchem Schwangerschaftsalter die Schwangere das Recht hat, die Chromosomenanalyse zu fordern, ist bis heute offen geblieben. Weil in der Bundesrepublik die Gegebenheiten nicht ausreichen würden, wenn alle Schwangeren nach dem 35. Lebensjahr die „Pränatale Diagnostik" fordern würden, wird von einem Alter von 37 Jahren gesprochen, „wenn möglich" 35 Jahren [6]. Es ist nicht sehr wahrscheinlich, daß diese Position einer richterlichen Entscheidung standhalten würde, da bereits Prozesse über einen Anspruch im 34. Lebensjahr bekannt geworden sind. Wer selbst erlebt hat, was geschieht, wenn bei einer 32jährigen nach einer abgelehnten Punktion eine Trisomie 21 auftritt, beginnt sich zu fragen, ob es im eigenen Interesse nicht zweckmäßig ist, jede Forderung, gleich welchen Alters, zu akzeptieren. Auf der anderen Seite sind Verfahren wegen mangelnder Aufklärung über Komplikationen bekannt geworden, wie z. B. Abortrisiko, Verletzung des Feten und intrauterine Infektionen.

Aus rein empirischen Gründen wird die Punktion in der 16. Schwangerschaftswoche durchgeführt. Die Angehrate der Zellen in der Kultur, die mit dem Schwangerschaftsalter zunimmt, hat in der 15./16. Schwangerschaftswoche bereits eine Wahrscheinlichkeit von über 95% erreicht. Bei einer Kulturdauer von ca. 4 Wochen ist es möglich, bei fehlender Angehrate, in der 20. Schwangerschaftswoche eine Neupunktion durchzuführen und dann innerhalb der 4-Wochen-Frist den Abbruch bis zur gesetzlich erlaubten Zeit von 24 Wochen post menstruationem durchführen zu lassen.

Was aber, wenn diese Zeit überschritten wird und ein Abbruch gesetzlich nicht mehr erlaubt ist? Zunächst einmal erhebt sich die Frage, ob es ethisch zu rechtfertigen ist, eine Amniozentese nach der 21. Schwangerschaftswoche durchzuführen, wenn ein Abbruch nicht mehr möglich ist? Man könnte darauf verweisen, daß bei einem normalen Befund die Schwangere beruhigt würde. Aber was geschieht, wenn sich eine Trisomie ergibt und nun die 25. Schwangerschaftswoche erreicht ist?

Hierzu sind einige Bemerkungen erforderlich. Der Zeitpunkt der 24. Schwangerschaftswoche als Begrenzung für die Zeit, in der der Schwangerschaftsabbruch durchgeführt werden darf, wurde offensichtlich gewählt, weil er der Definition der WHO für den Abort entspricht. Dies gilt nicht für das deutsche Personenstandsgesetz, nach dem er nach wie vor bei der 28. Schwangerschaftswoche liegt, was man biologisch gesehen nur als unsinnig bezeichnen kann. Nach der WHO-Definition ist ein Fet in der 22. Schwangerschaftswoche mit einem Gewicht von maximum 500 g eben gerade in der Lage, außerhalb des Uterus zu überleben. In der Zwischenzeit hat sich gezeigt, daß diese Grenze nicht allein abhängig von der Lebensfähigkeit des neugeborenen Feten ist, sondern ebenso von der Verbesserung der neonatalen Intensivstation, also einer methodischen Verbesserung. Das bedeutet, daß die ursprüngliche Definition bereits nicht mehr stimmt und mindestens auf ein Geburtsgewicht von 400 g herabgesetzt werden muß. Auch Spielereien mit der Perzentile helfen nicht, die methodischen Fragwürdigkeiten abzuschwächen. Wenn die Begründung der Frequenz für den Abbruch aber variabel ist, kann die Definition nicht mehr biologisch determiniert sein. Wenn sie aber nicht mehr biologisch determiniert ist und es eine biologische Grenze nicht gibt, wird die Begrenzung von 24 Schwangerschaftswochen fragwürdig.

Im internationalen Schrifttum werden denn auch Bestrebungen erkennbar, die Grenze auszuweiten. Wir selbst haben in anderem Zusammenhang vorgeschlagen [2], daß ein anenzephaler Fet einem dezerebrierten hirntoten Kind gleichzusetzen ist, dessen Kreislauf durch Infusionen aufrecht erhalten wird, wobei die Infusionsschläuche der Nabelschnur entsprechen. Man muß dann allerdings implizieren, daß bei Akzeptanz dieses Gedankens ein anenzephaler Fet nicht gestorben ist, sondern nie gelebt hat. Dabei ist zu berücksichtigen, daß auch in diesem Zusammenhang der Gedanke des Hirntodes als Definition des Lebens Verwendung findet. Diese Vorstellung ist mittlerweile von juristischer Seite aufgenommen worden [5].

Die Definition für den Anenzephalus erlaubt jedoch nach unserer Auffassung nicht, jede nicht lebensfähige Fehlbildung nach der 24. Schwangerschaftswoche zu abortieren. Chervenak et al. [3] haben die These vertreten, daß ein Abbruch nach der 24. Schwangerschaftswoche moralisch unter folgenden Prämissen gerechtfertigt und damit erlaubt ist:

1. Der Fetus müsse eine Erkrankung haben, die entweder
   - ein postpartales Überleben für mehr als ein paar Wochen nicht zuläßt oder
   - charakterisiert ist durch das sicher totale Fehlen von kognitiven Funktionen.
2. Es müssen sehr sichere diagnostische Methoden vorhanden sein, um entweder das eine oder das andere erkennen zu können.

Danach gehört in diese Gruppe weder das Potter- noch das Meckel-Syndrom. Andere haben aber vorgeschlagen, bei jeder nicht lebensfähigen Fehlbildung, die nach der 24. Schwangerschaftswoche erkannt wird, die Schwangerschaft abzubrechen [7]. Damit wird ein Gesetz aus den Angeln gehoben, das durch seine biologische Fragwürdigkeit Anlaß zum Übergehen eben dieses Gesetzes gibt. Der Grund für die Fragwürdigkeit dieses Gesetzes ist die Schwierigkeit, ein Kriterium zu finden, das es erlaubt, menschliches Leben für noch nicht oder nicht mehr schützenswert zu erklären.

Von dem Philosophen Sass wurde im Zusammenhang mit der extrakorporalen Befruchtung der Gedanke des Hirntodes in die Diskussion gebracht [8]. Etwa mit dem 35. Tag post contrazeptionem oder dem 50. Tag post menstruationem, also der 6.–7. Schwangerschaftswoche, schließt sich das Neuralrohr, womit die Interaktion des gesamten Zentralnervensystems beginnt. Einfacher ausgedrückt, der Fet wird schmerz- und möglicherweise erlebnisfähig.

Sass sprach in diesem Zusammenhang von einem Feten, der bis zu dieser Zeit „hirntot" sei. Dem wurde entgegen gehalten, daß die Situation am Ende des Lebens eine andere sei als am Beginn des Lebens. Dennoch hat der Gedanke von Sass etwas Bestechendes, weil er für die Entwicklung des Feten die einzig denkbare biologische Zäsur darstellt. Ersetzt man den Gedanken des „noch hirntoten" durch die des „noch nicht hirnlebendigen" wird der Gedanke akzeptabeler. Daraus würde sich aber ergeben, daß nach der Schließung des Neuralrohres der Fet ein leidensfähiger *Mensch* ist, der sich in seiner weiteren Entwicklung nur durch sein Wachstum von einer fortgeschrittenen Schwangerschaft unterscheidet. Ein biologischer Unterschied läßt sich weder für die 15. Schwangerschaftswoche noch für die 24. Schwangerschaftswoche noch für die 40. Schwangerschaftswoche konstruieren und auch die Geburt stellt eine solche Zäsur nicht dar.

Folgt man diesem Gedanken, würde sich die Forderung, eine Schwangerschaft in der 24. Schwangerschaftswoche abbrechen zu können, weil der Fet fehlgebildet ist, nicht mehr aufrecht erhalten lassen.

In dieser Situation wurde mit der Chorionbiopsie eine diagnostische Möglichkeit eröffnet, mit der sich genetische Fehlbildungen bereits in der 8. Schwangerschaftswoche feststellen lassen. Ähnlich wie seinerzeit bei der Entwicklung der Amniozentese wird gegenwärtig noch um die Bevorzugung des einen oder anderen Katheters gestritten. Diskutiert wird außerdem, ob die Abortrate als Komplikation erhöht ist, was jedoch nicht wahrscheinlich ist.

Wenn es gelingen würde, die Chorionbiopsie mit gleicher Sicherheit in der 6. Schwangerschaftswoche durchzuführen, dann würde es diese Methode erlauben, noch vor Schluß des Neuralrohres genetische Fehlbildungen zu erkennen, weil die genetische Auswertung nicht 4 Wochen sondern nach der DNA-Methode nur einen oder 2 Tage benötigt. Es grenzt schon an Ironie, daß damit die Ursprungssituation für die „Pränatale Diagnostik" wiederhergestellt wäre, nämlich sie nur für den Ausschluß genetischer Risiken zu begrenzen, wenn man von einigen erblichen Stoffwechselerkrankungen absieht. Damit könnte auch wieder eine angemessene Diskussion beginnen, den Schweregrad einer Fehlbildung zu beurteilen.

Dem Gesetzgeber ist dann aufzuerlegen zu definieren, ab wann und unter welchen Bedingungen er beabsichtigt, menschliches Leben zu schützen. Nicht zuletzt wird er zu dieser Feststellung durch die Diskussion um das Recht von präimplantierten Embryonen gezwungen werden, denn man kann diesem Stadium der menschlichen Existenz nicht größere Rechte zubilligen als einem späteren fetalen Lebensabschnitt. Mir scheint der Gedanke einer Dreistufenabwägung diskussionswürdig zu sein. Der Embryo bedarf eines gewissen Schutzes bis zum Ende der Implantation (14. Tag). Dieser Schutz müßte erweitert werden bis zur 6. Schwangerschaftswoche. Nach der 6. Woche bis zur Geburt besteht eine Zeitspanne, um die der Streit entbrennen wird.

Literatur

[1] Beller, F. K.: Ethische Probleme am Beginn des Lebens. In: Entstehung des Lebens (Sebass, Hrsg.). Aschendorf, Münster 1980.

[2] Beller, F. K., K. Quakernack: Fragen zur Bioethik. Terminierung der Schwangerschaft aus eugenischer Indikation. Geburtshilfe Frauenheilkd. **131** (1983) 134.
[3] Chervenak, F. A., A. M. Farley, Le Roy Walters, et al.: When is termination of pregnency during the third trimester morally justifiable. N. Engl. J. Med. **310** (1984) 501.
[4] Hellegers, A. E.: Ethical Problems in human reproduction. In: Obstetr. Gyn. Annals (R. Wynn, Hrsg.). Appleton Century Crofts, New York 1974.
[5] Hiersche, H. D.: Schwangerschaftsabbruch und Anencephalus. Med. R. **215** (1984) 215.
[6] Knörr, K.: Schwangerschaftsvorsorge. Urban und Schwarzenberg, München 1983.
[7] Machin, G. A., J. S. Popkin, S. Styees: Termination of pregnancy during the third trimester. N. Engl. J. Med. **311** (1984) 264.
[8] Sass, A. M.: Zukünftige Möglichkeiten und ihre ethische Bewertung. Arch. Gynecol. **283** (1985) 81.

Wert und Unwert der Cerclage

D. Berg

Der Wert der Cerclage wird heute mehr denn je kontrovers diskutiert, und es ist fast peinlich geworden, über dieses Thema zu sprechen, besonders wenn man auf so ausgedehnte, um nicht zu sagen hochfrequente Erfahrungen mit der Cerclage zurückblicken kann wie wir. Letztlich hat auch Herr Saling 1981 die Diskussion über den Muttermundverschluß durch die Einführung seines Verfahrens des frühzeitigen totalen Muttermundverschlusses bereichert [6]. Er hat dabei allerdings weniger auf den Verschluß einer insuffizienten Zervix abgestellt als auf die Abgrenzung des Uterusinhalts von der keimbesiedelten Vagina.

Über einige Punkte sind sich, glaube ich, alle einig:

1. Es wird in der Bundesrepublik sicherlich zu häufig cercliert.
2. Die Cerclage ist ein technisch sehr einfacher Eingriff, der Gefahr läuft, im Sinne einer ud aliquid fiat-Maßnahme angewandt zu werden.
3. In Fällen von echter Verschlußinsuffizienz hat sich die Cerclage im großen und ganzen bewährt.

Wohl keiner von uns wird einen eröffneten Muttermund in der frühen oder mittleren Schwangerschaft tolerieren, ohne zu versuchen, ihn wieder zu verschließen.

Insgesamt fehlt es aber an prospektiven und randomisierten Untersuchungen größerer Fallzahl. Mir ist nur eine Publikation von der Arbeitsgruppe um Chalmers in Oxford bekannt [5], die 194 Frauen mit erhöhtem Frühgeburtenrisiko in einer randomisierten Studie untersucht hat. Die beiden Gruppen unterschieden sich hinsichtlich Tragzeitverlängerung und perinataler Mortalität nicht. Allerdings ist die Studie auch sehr klein.

Publikationen über größere Fallzahlen sind im allgemeinen retrospektiv und die meisten derjenigen Autoren, die sich für die Cerclage aussprechen, verwenden eine statistisch nicht haltbare mathematische Beweisführung. Üblicherweise wird dabei die jetzige Schwangerschaft mit Cerclage mit den vorausgegangenen Schwangerschaften ohne Cerclage verglichen unter der Annahme, daß zwischen den einzelnen Schwangerschaftsausgängen einer Patientin eine Abhängigkeit bestünde. Auch wenn diese Hypothese der Abhängigkeit nicht als ganz unwahrscheinlich abzulehnen ist, so ist der prozentuale Anteil von Abhängigkeit bzw. Zufall des Ausgangs aufeinanderfolgender Schwangerschaften unbekannt. Es kann also nicht gelingen, sichere Erwartungswerte für den Ausgang der jetzigen Schwangerschaft ohne Durchführung einer Cerclage abzuschätzen und man kann deshalb auch nicht mittels statistischer Tests nachweisen, daß die Cervixverschlußoperation die Schwangerschaftsdauer ursächlich gegenüber der Erwartung verlängert. Aus diesem Grunde ist es mathematisch nicht zulässig, einfach die geburtshilfliche Vorgeschichte ohne Cerclage rechnerisch mit der jetzigen Schwangerschaft mit Cerclage zu vergleichen und daraus Prozentsätze über den Erfolg, ausgedrückt als Anzahl lebender Kinder, zu ermitteln. Denn auch nach 2 Frühgeburten ist eine normale Schwangerschaft ohne zusätzliche Intervention in einem gewissen Prozentsatz zu beobachten.

Die meisten Statistiken leiden auch unter einer zu kleinen Fallzahl, bzw. es wird eine hohe Fallzahl nur durch Betrachtung einer größeren Zeitspanne erreicht. Diese gesammelten Statistiken können die sich ändernde Struktur der untersuchten Schwangeren und Einflüsse anderer Therapiemöglichkeiten mit der Wirkung der Cerclage verwechseln.

Das größte, jemals untersuchte Kollektiv ist das der Bayerischen Perinatalerhebung, das wir anläßlich des Amberger Symposions 1981 vorgestellt haben [1]. Der große Vorteil der extrem hohen Fallzahl von über 11 000 Cerclagen wird jedoch geschmälert durch die Tatsache, daß es sich um eine rein retrospektive Erhebung handelt, bei der die abgefragten Merkmale auch noch von unterschiedlicher statistischer Härte sind.

Wir haben insgesamt 3 Kollektive untersucht (Tab. 1), das der Bayerischen Perinatalerhebung insgesamt, das der Amberger Frauenklinik und das eines niedergelassenen Kollegen (FA-Z), der die Indikation zur Cerclage denkbar großzügig erstellt. Er kam damit auf sehr hohe Fallzahlen und wir haben uns gefragt, welchen Einfluß er damit auf die Frühgeburtenrate des Amberger Patientengutes ausübte.

Man erkennt in Tabelle 2, daß die Cerclagefrequenz in Bayern abgefallen ist, desgleichen die Rate untergewichtiger Kinder unter 2500 g, bei denen es

Tabelle 1 Untersuchungskollektive 1978–1980

	Geburten	Cerclagen
BPE	156943	11 194 = 7,1%
Amberg	2620	506 = 19,3%
FA-Z	207	207 = 60,4%

Tabelle 2 Trend von Cerclage- und Frühgeburtenrate in der BPE und in Amberg (nur Einlinge)

	Cerclage-Rate		Neugeborene unter 2500 g	
	BPE	AM	BPE	AM
1978	8,6	14,2	5,1	6,7
1980	6,8	20,0	4,6	5,7

sich ja vorwiegend um Frühgeborene handelte. Im folgenden wird daher – inkorrekt – aus Gründen der statistischen Auswertung „Untergewichtigen-Rate" mit „Frühgeburten-Rate" gleichgesetzt.

Man sieht weiterhin, daß bei steigender Cerclagefrequenz in Amberg dort die Frühgeburtenrate stärker abfiel als in Bayern. Es stellte sich somit die Frage, ob dieser stärkere Abfall der Frühgeburtenrate im Amberg kausal mit der hohen Cerclagefrequenz verknüpft ist, ob also die großzügig indizierte prophylaktische Cerclage imstande ist, die Frühgeburtenrate zu senken. Eine zweite Frage läßt sich aufgrund unserer hohen Fallzahl ebenfalls recht eindeutig beantworten, nämlich die nach den Gefahren der Cerclage schlechthin. Je großzügiger eine Cerclage durchgeführt wird, desto geringer ist die Risikobelastung des Cerclagekollektivs. Komplikationen sind dann also eher der Cerclage zuzuschreiben als denjenigen Risikofaktoren, die in einem frühgeburtsgefährdeten Kollektiv ohnehin vermehrt auftreten.

Wir haben zunächst unser Geburtenkollektiv mit Cerclage und ohne Cerclage untersucht (Tab. 3) und festgestellt, daß in allen 3 von uns untersuchten Kollektiven das Cerclagekollektiv mit einer höheren Rate untergewichtiger Kinder

Tabelle 3 Cerclagefrequenz und Rate von Neugeborenen < 2500 g 1978–1980 (Einlinge)

	mit Cerclage	ohne Cerclage
BPE	9,7	4,3
Amberg	8,4	6,1
FA-Z	3,9	2,4

Tabelle 4 Risikoverteilung in den Kollektiven mit/ohne Cerclage BPE 1978–1980 (Einlinge)

	mit Cerclage	ohne Cerclage
Zust. n. > 2 Aborten	9,9	2,7
Zust. n. Frühgeburt	6,5	0,9
anamnest. Risiko	28,3	16,9
isthmozervikale Insuff.	96,3	1,1
berufstätige Schwang.	52,5	55,5
niederer Sozialstatus	0,7	1,2
ledige Schwangere	3,8	6,7
Erstgebärende	39,6	49,5
Alter < 19 Jahre	3,5	6,2
Alter > 35 Jahre	11,1	9,4
Erst-Unters. < 13. Woche	72,8	62,8
10–14 Unters.	49,7	44,3

belastet ist. Auffällig ist dabei, daß das Amberger Cerclagekollektiv eine geringere Frühgeburtenrate aufweist als das Bayerische und daß die Frühgeburtenrate im Amberger Ohne-Cerclagekollektiv höher ist als in Bayern. Ein Einfluß der Cerclage? Auffällig ist weiterhin die außerordentlich niedrige Frühgeburtenrate des Facharztes Z in beiden Kollektiven.

Es ist zu vermuten, daß das Cerclagekollektiv mit einem höheren Risiko belastet ist. Wir haben das in der Tabelle 4 untersucht. Es finden sich im Cerclagekollektiv deutlich mehr Zustände nach 2 Aborten, nach Frühgeburten, bei sonstigen anamnestischen Risiken und natürlich häufiger die isthmozervikale Insuffizienz, die Anlaß zu der Cerclage war. Andere Faktoren, wie Berufstätigkeit, Sozialstatus, Parität, Alter usw. sind nicht sicher verschieden. Wir kommen daher zu der Feststellung, daß die höhere Rate von Neugeborenen unter 2500 g im Cerclagekollektiv wahrscheinlich die Folge der höheren Risikobelastung und nicht direkt der Cerclage zuzuschreiben ist.

Unterteilt man die Kollektive mit definiertem Risiko in die Gruppe mit und in die Gruppe ohne Cerclage, so finden sich die in der Tabelle 5 dargestellten jeweiligen Raten. Man erkennt, daß die Cerclage bei Zustand nach Frühgeburt, bei Zustand nach mehr als 2 Aborten und bei anamnestischen Risiken eher ungünstig wirkt und die Frühgeburtenrate eher noch erhöht. Im Falle einer Isthmozervikalinsuffizienz und im Falle vorzeitiger Wehen – und das ist an sich erstaunlich – ist jedoch die Frühgeburtenrate im Kollektiv ohne Cerclage deutlich höher. Bei Blutungen in der Schwangerschaft ist die Cerclage eher ungünstig, bei Mehrlingsschwangerschaft dürfe sie ohne jeden Einfluß sein.

Sorgfältige Analysen unserer Berechnungen, die andernorts publiziert sind [1–4, 7], zeigen letztlich, daß eine extreme Erhöhung der Cerclagefrequenz im Sinne einer großzügigen Prophylaxe nicht zu einer proportionalen Senkung der Frühgeburtenrate führt. Die Cerclage ist nur bei zwei Indikationen, nämlich der isthmozervikalen Insuffizienz und der vorzeitigen Wehentätigkeit sinnvoll, bei anamnestischen Risiken, die häufiger Anlaß für Cerclagen waren, ist sie wertlos bzw. sogar schädlich.

Tabelle 5 Quote Neugeborener < 2500 g bei typischen Risiken (BPE 1978–1980/ Einlinge)

	mit Cerclage	ohne Cerclage
Zust. n. Frühgeburt	23,4	22,4
Zust. n. > 2 Aborten	14,9	6,9
anamnest. Risiken	14,0	6,0
isthmozervikale Insuff.	*9,7*	*22,4*
vorzeitige Wehen	*15,4*	*23,5*
Blutungen in grav.	42,7	26,8
Mehrlingsschwangerschaft	57,4	51,6

Nun zu den Komplikationen der Cerclage. Sie wird häufig mit vorzeitigem Blasensprung in Verbindung gebracht. Unsere Untersuchungen ergeben jedoch keinen kausalen Zusammenhang (Tab. 6). Im Kollektiv mit Cerclage ist die Quote vorzeitiger Blasensprünge häufiger, und zwar jeweils um etwa 4%. Auffällig ist dagegen, daß der Unterschied der Blasensprungfrequenz zwischen Cerclage- und Nichtcerclagekollektiv um so kleiner ist, je häufiger die Cerclage durchgeführt wird. Im Kollektiv des Facharztes Z besteht fast kein Unterschied mehr in der Blasensprungfrequenz. Das beweist eindeutig, daß ein vorzeitiger Blasensprung auf andere Faktoren als die Cerclage zurückzuführen ist. Statistische Untersuchungen, die sich ausschließlich auf die Blasensprungfrequenz stützen, lassen außer Acht, daß das behandelte Kollektiv eine höhere Risikobelastung per se aufweist.

Gleiches gilt für die Häufigkeit vorzeitiger Wehen. Im eigenen Kollektiv (Tab. 7) hat die Cerclagerate bis 1981 zugenommen, die Frequenz vorzeitiger Wehen dagegen abgenommen. Wäre die Cerclage hier von deletärer Wirkung, müßte die Frequenz vorzeitiger Wehen logischerweise zunehmen. Nach der drastischen Reduktion unserer Cerclagerate nach dem Amberger Symposion 1981 sank auch die Frequenz vorzeitiger Wehen, was jedoch auf Besonderheiten der statistischen Datenerfassung der Perinatalerhebung zurückzuführen ist. In den folgenden Jahren läßt sich ein gemeinsamer Trend von Cerclagerate und vorzeitiger Wehentätigkeit nicht feststellen, so daß wir daraus schließen müssen,

Tabelle 6 Komplikationen der Cerclage: vorzeitiger Blasensprung BPE/Amberg/FA-Z/1978–1980 (Einlinge)

	vorzeitiger Blasensprung mit Cerclage	ohne Cerclage	Diff.	mittlere Cercl. Rate
BPE	23,0	18,3	4,7	7,1%
Amberg	18,5	14,1	4,4	19,3%
FA-Z	14,2	11,9	2,3	60,4%

Tabelle 7 Komplikationen der Cerclage: vorzeitige Wehen Kollektiv Amberg/alle Kinder

	Cerclage-Rate	vorzeitige Wehen
1978	15,3	22,3
1979	23,5	17,8
1980	20,6	14,1
1981	21,0	13,1
1982	7,7	7,4
1983	8,2	12,7
1984	4,7	10,5

daß das Auftreten vorzeitiger Wehen mit der Cerclage als solcher nichts zu tun hat.

Wir untersuchten schließlich noch die Häufigkeit kindlicher neonataler Infektionen im Bereich der Bayerischen Perinatalerhebung (Tab. 8). Von 141 000 Geburten der Jahre 1979 und 1980 waren 314 Kinder wegen Infektionen auffällig, und zwar häufiger in der Gruppe mit Cerclage (0,37%) als in der Gruppe ohne Cerclage (0,21%). Allerdings ist dieser Unterschied mit hoher Wahrscheinlichkeit darauf zurückzuführen, daß in der Cerclagegruppe wesentlich mehr Frühgeburten enthalten sind (nämlich 30%) als in der Ohne-Cerclagegruppe mit knapp 10%, so daß also auch die Frequenz neonataler Infektionen nicht mit der Cerclage in Zusammenhang gebracht werden kann.

Und als letztes noch ein Blick auf die angeblich nach Cerclage erhöhte Sectiorate. In allen Kollektiven ist die Sectiorate bei Fällen mit Cerclage größer (Tab. 9). Aber auch das liegt wieder an der Risikobelastung dieses Kollektivs. Denn der Facharzt Z mit seiner mittleren Cerclagefrequenz von 60% hat im Cerclagekollektiv eine geringere Sectiofrequenz als im Ohne-Cerclagekollektiv. Je großzügiger die Cerclage indiziert wird, um so mehr nähert sich das Behandlungskollektiv einem Normalkollektiv, desto deutlicher müßten Komplikationen sichtbar werden, die auf die Cerclage zurückzuführen sind. Das ist aber auch hier nicht der Fall.

Berücksichtigt man die hohe Risikobelastung des Cerclagekollektivs, so läßt sich ein kausal auf die Cerclage zurückzuführendes, erhöhtes Risiko an vorzeitigem Blasensprung, vorzeitiger Wehentätigkeit, erhöhter Sectiorate und vermehrten neonatalen Infektionen nicht feststellen.

Tabelle 8 Komplikationen der Cerclage: kindliche Infektionen BPE 1979–1980/ Einlinge

N		Geburten	mit Cerclage	ohne Cerclage
		141 728	9786	131 545
auffällig	N	314	36	278
wegen Infektion	%	0,22	0,37	0,21
davon Kinder	N		11	27
< 2500 g	%		30,60	9,70

Tabelle 9 Komplikationen der Cerclage: erhöhte Sectio-Rate BPE/Amberg/FA-Z/ 1978–1980/Einlinge

	Sectio-Rate mit Cerclage	ohne Cerclage	mittlere Cerclage-Rate
BPE	12,5	11,5	7,1%
Amberg	20,0	13,5	19,3%
FA-Z	14,0	15,5	60,4%

Tabelle 10 Trend von Cerclagen- und Frühgeburtenrate in der BPE und in Amberg

		Cerclage-Rate		Neugeborene unter 2500 g		< 37 Wochen	
		BPE	AM	BPE	AM	BPE	AM
1978	(nur	8,6	14,2	5,1	6,7		
1980	Einlinge)	6,8	20,0	4,6	5,7		
1982	(alle	5,8	7,0	5,4	7,6	6,7	8,3
1984	Kinder)	4,9	4,7	4,7	8,3	7,1	10,4

Nach der Publikation unserer Ergebnisse anläßlich des Amberger Symposions 1981 ging die Cerclagerate bei uns drastisch zurück (Tab. 10). Sie fiel in Amberg von 20 auf 7 und schließlich auf 4,7% und liegt jetzt unter dem bayerischen Durchschnitt. Auf der anderen Seite ist die Frühgeburtenrate im Gegensatz zu Bayern deutlich angestiegen. Je weniger Cerclagen – desto mehr Frühgeburten?

Auch der Facharzt Z hat seine Cerclagefrequenz von 60% im Jahre 1980 auf 36% im Jahre 1982 und auf 24% im Jahre 1984 gesenkt. Seine Frühgeburtenrate stieg jedoch von 2,4% im Jahre 1980 auf 8,4% im Jahre 1984! Darf man daraus folgern, daß die Nichtdurchführung einer Cerclage die Frühgeburtenrate steigen läßt?

Wir können diese Frage noch nicht endgültig beantworten. Wir werden die gesamte und sehr intensive Analyse unserer Kollektive von 1981 [7] noch einmal wiederholen müssen. Sicher scheint heute nur zu sein, daß die Cerclage besser ist als ihr Ruf, zumindest hinsichtlich ihrer sogenannten Komplikationsrate. Wieweit sie bei großzügiger, d. h. prophylaktischer Anwendung tatsächlich von Bedeutung ist, läßt sich streng genommen nur in einer prospektiven, randomisierten Studie großen Ausmaßes klären.

Die Cerclage ist allerdings strenger zu indizieren und nur hilfreich bei Fällen von isthmozervikaler Insuffizienz und vorzeitiger Wehentätigkeit. In diesen Fällen scheint eine großzügige Anwendung jedoch berechtigt zu sein.

Literatur

[1] Berg, D., D. Hägele, B. Zahn: Senkt die großzügig indizierte Cerclage die Frühgeburtenrate? In: Amberger Symposium 1981 „Frühgeburt" (D. Berg, U. Berg-Wurms, Hrsg.). Wiss. Inf. Milupa **8** (1982) 187.

[2] Hägele, D., B. Zahn, D. Berg: Kann durch die propylaktische Cerclage die Frühgeburtenrate gesenkt werden? Z. Geburtshilfe Perinatol. (im Druck).

[3] Hägele, D., B. Zahn, D. Berg: Kann durch die prophylaktische Zervix-Cerclage die Frühgeburtenrate bei Mehrlingen gesenkt werden? Z. Geburtshilfe Perinatol. (im Druck).

[4] Hägele, D., B. Zahn, D. Berg: Bewirkt die erweiterte prophylaktische Indikationsstellung zur Cervixcerclage eine Erhöhung der Geburtskomplikationen? Z. Geburtshilfe Perinatol. (im Druck).
[5] Rush, R. W., S. Isaacs, K. McPherson et al.: A randomized controlled trial of cercical cerclage in women at high risk of spontaneous preterm delivery. Br. J. Obstet. Gynaecol. **91** (1984) 724.
[6] Saling, E.: Der frühe totale Muttermundverschluß zur Vermeidung habitueller Aborte und Frühgeburten. Z. Geburtshilfe Perinatol. **185** (1981) 259.
[7] Zahn, B.: Kann die erweiterte Indikationsstellung zur Zervixcerclage die Frühgeburten-Rate senken? Inaug.-Diss., Erlangen 1982.

Neue Techniken bei der Überwachung des Feten

A. Huch, R. Huch

Durch den Einsatz diagnostischer Verfahren wurden in den letzten 20 Jahren unschätzbare neue Einblicke in die biologischen und physiologischen Phänomene von Schwangerschaft und Geburt möglich, nachdem diese Techniken in der klinischen Routine allgemeine Akzeptanz fanden. Erich Saling gehört zu den Klinikern und Forschern, die pionierhaft sowohl die Entwicklung dieser Technologie wie deren breiten Einsatz beeinflußten. Es liegt nahe, bei einem Symposium zu Ehren von Erich Saling durch Auswahl und Beschreibung einiger neuerer Verfahren den Versuch der Voraussage zu machen, welche Technologien für die Geburtshilfe der Zukunft von Bedeutung sein können.

Die folgenden Verfahren wurden ausgewählt:

1. Die Erfassung des fetalen, plazentaren und uteroplazentaren Blutströmungs- und Gefäßverhaltens mit Ultraschall (Blood flow).
2. Die kontinuierliche Erfassung der Kindsbewegungen bei gleichzeitiger Registrierung der Herzfrequenz.
3. Die Laser-Dopplertechnik zur Erfassung der Hautdurchblutung.
4. Eine neue Technik zur Messung der Sauerstoffsättigung über die intakte Haut.
5. Möglichkeiten der Nuclear-Magnetic-Resonance-Technik (NMR) in der Geburtshilfe.

Blood flow

Die Kombination eines Dopplers mit bildgebenden Verfahren hat in wenigen Jahren vielversprechende Forschungs- und auch klinische Ansätze zur Beurteilung der fetalen Situation geliefert, nachdem Gill und Kossoff [12] und Eik-Nes und Mitarbeiter [5] als erste die Meßmöglichkeiten der Durchblutung in fetalen Gefäßen nachgewiesen hatten. Hierbei zeigte sich, daß besonders die Auswertung und Darstellung der Meßergebnisse dieser apparativ sehr aufwendigen Technik noch sehr problematisch sind. Es wurde zunehmend deutlich, daß dieser Aspekt der breiteren Einführung dieser Methodik besonders hinderlich war und ist.

Bei der Einführung der Dopplertechnik waren die Erwartungen zunächst an die verläßliche Erkennung quantitativer Abweichungen der absoluten Durchblutungsgröße der Gefäße bei fetalen Gefahrensituationen geknüpft. Es konnte gezeigt werden, daß in der Normalschwangerschaft die Flußgeschwindigkeit unabhängig vom Gestationsalter in engen Grenzen konstant ist, so daß die Durchblutungssteigerung in erster Linie eine Funktion des Gefäßdurchmessers sein muß. Erskine und Ritchie [7] haben kürzlich die Verwendung dieser Größen unter Berücksichtigung der bisher publizierten Ergebnisse und eigener in vitro-Messungen kritisch erörtert. Sie kommen zu dem Ergebnis, daß der Fehler für die absolute Flußmessung in der fetalen Aorta und Umbilikalvene 35% übersteigt.

Die Auflistung (Tab. 1) der publizierten Ergebnisse zeigt in der Tat, daß die Streuung bei den meisten Autoren zwischen 25 und 50% liegt. Erskine und Ritchie gelangen aufgrund ihrer sehr sorgfältigen Studien zu der Ansicht, daß die Methodik für die klinische Anwendung nicht geeignet ist, da selten pathologische hämodynamische Veränderungen vorliegen, die im Rahmen von Absolutmessungen sichere Differenzierungen ermöglichen könnten. Jouppila und Kirkinen [18] konnten jedoch zeigen, daß schwerpathologische fetale Situationen durchaus erfaßt werden können. Betrachtet man die verschiedenen Meßgrößen dieser Arbeit, so zeigt sich allerdings, daß die Messung der Gefäßdurchmesser stärker gewichtet werden muß als die Messung der Blutflußgeschwindigkeit. Da die Absolutmessung der nur wenige Millimeter im Durchmesser betragenden Gefäße durch die zur Verfügung stehende Ultraschallfrequenz äußerst kritisch ist und nur statistisch näherungsweise korrekt erfaßbar ist, sind für klinische Zwecke noch erhebliche Vorbehalte angebracht.

Die Erfahrungen verschiedener Arbeitsgruppen sprechen dafür, daß bei der gegenwärtigen technischen Realisierung Auswertparametern der Vorzug zu geben ist, die geeignet sind, das Gefäßverhalten indirekt aus dem Flußgeschwindigkeitsmuster innerhalb eines Herzzyklus zu beurteilen. Dabei wurde die Bestimmung schnell zu ermittelnder Indizes empfohlen. So haben Schulman und Mitarbeiter [33] vorgeschlagen, für die Charakterisierung der Flußge-

Tabelle 1 Durchblutung der Umbilicalvene (ml/min/kg)

Autor	Ø	SEM	SD
Eik-Nes et al. [5]	110	5.8	26
Eik-Nes et al. [6]	115	6.9	36
Erskine u. Ritchie [7]	125	7.5	62
Gill u. Kossoff [12]	103	–	–
Gill et al. [13]	90–120	–	–
Griffin et al. [15]	122	3.1	21
Kirkinen et al. [19]	103	–	40
Kurjak u. Raijhvajn [20]	107	–	–
Lierde et al. [22]	117	–	16
Rajhvajn u. Kurjak [30]	109	–	–

schwindigkeiten in der Arteria umbilicalis die systolische, maximale Geschwindigkeit in das Verhältnis zur enddiastolischen Geschwindigkeit zu setzen. Mit der Angabe dieses S/D-Verhältnisses werden die Schwierigkeiten der Meßwinkelbestimmung zwischen Ultraschallimpulsrichtung und Gefäßachse umgangen, die auch ein wesentliches Meßfehlerproblem darstellen.

Eine andere Möglichkeit der Darstellung von Gefäßwiderständen wurde von Campbell und Mitarbeitern [3] aufgezeichnet. Sie konstruierten ein sogenanntes Frequenzindexprofil-Nomogramm der Gefäßflüsse in der Uteruswand, indem sie jede Frequenzverschiebung durch das Mittel aller gemessenen Frequenzen eines Herzzyklus dividierten. Sie glauben, daß dieses Profilnomogramm eine solide Basis für die Beurteilung von pathologischen Krankheitsgruppen darstellt, wie der Vergleich mit einer zweiten Gruppe von 31 Schwangerschaften mit Komplikationen zeigt.

Der heutige Entwicklungsstand der Geräte einerseits und das nicht zu umgehende Faktum andererseits, daß die physikalisch mögliche Ultraschallfrequenz der Meßgenauigkeit Grenzen setzt, scheinen die künftige Entwicklung in Richtung der qualitativen spektralen Auswertung und Darstellung der Geschwindigkeitsflußmuster zu begünstigen. Klinisch verwendbare Mustererkennung erfordert jedoch, daß die Darstellungsform normiert wird.

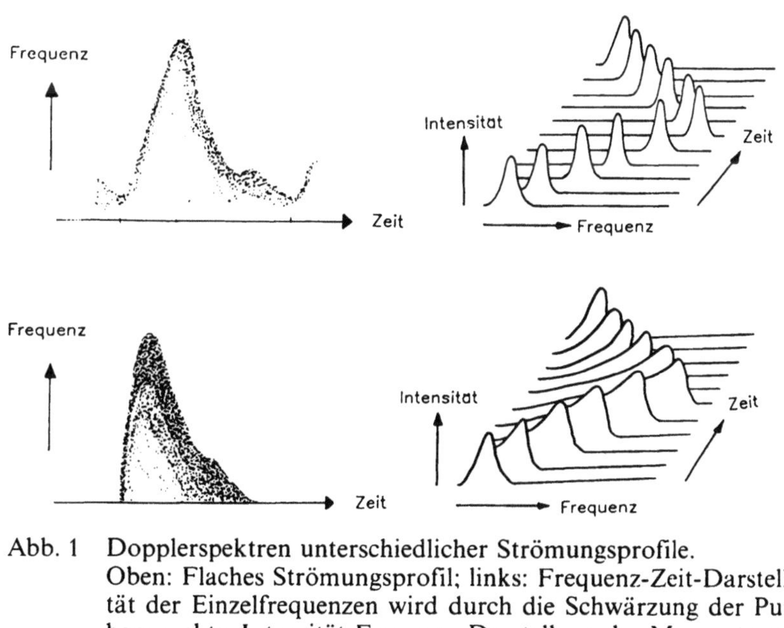

Abb. 1 Dopplerspektren unterschiedlicher Strömungsprofile.
Oben: Flaches Strömungsprofil; links: Frequenz-Zeit-Darstellung; die Intensität der Einzelfrequenzen wird durch die Schwärzung der Punkte wiedergegeben; rechts: Intensität-Frequenz-Darstellung der Momentanspektren; der zeitliche Verlauf ergibt sich aus der sukzessiven Anordnung der Momentanspektren.
Unten: Abgerundetes, annähernd laminares Strömungsprofil; links und rechts, wie oben.

An zwei Beispielen (Abb. 1) soll verdeutlicht werden, in welcher Weise künftig der Blutfluß innerhalb des Gefäßes und das eingehende Gefäßverhalten wie Elastizität, Weit- oder Engstellung dargestellt werden können.

Die Abbildung 1 gibt links oben und unten die jetzt üblichen Geschwindigkeitsprofile wieder. Normalerweise wird auf der x-Achse ein Herzzyklus zeitlich dargestellt und auf der Ordinate die Dopplerfrequenz als Maß für die Geschwindigkeit. Die Grauabstufung stellt die Amplitude dar als Hinweis der Geschwindigkeitsverteilung innerhalb des Gefäßes. Das Flußprofil der oberen Abbildung links steht für ein Flußprofil mit relativ homogener Flußgeschwindigkeit, das Flußprofil links darunter für eine unterschiedliche Geschwindigkeitsverteilung innerhalb des Blutflußstroms; die jeweils zugeordneten dreidimensionalen Darstellungen sind in der Abbildung rechts zu sehen.

Die heutige Mikroelektronik bietet eine Fülle von Lösungsmöglichkeiten für diese Darstellungsprobleme, die nicht ohne Mithilfe des Klinikers gelöst werden können. Auf anderen Gebieten sind von uns bereits Lösungsmöglichkeiten für analoge Probleme aufgezeigt worden [8]. Es ist zu hoffen, daß in naher Zukunft die Darstellung der Frequenzspektren aller Geräte so genormt werden, daß spezifische Muster leicht erlernt und diagnostiziert werden können.

Fetale Kindsbewegungen

Zahlreiche Studien haben gezeigt, daß das Vorhandensein oder Fehlen von Kindsbewegungen Rückschlüsse auf den fetalen Zustand gestatten [29, 31]. Die Kenntnis von Kindsbewegungen ist bedeutsam zur Interpretation des fetalen Aktivitätszustandes und Herzfrequenzverhaltens, insbesondere als Referenz-Information beim Nonstreß-Test. Zahlreich sind auch die Versuche, das Vorhandensein von Kindsbewegungen zu objektivieren und kontinuierlich zu registrieren [1, 9, 14, 23]. In der Regel wird zur Validisierung die visuelle Objektivierung und Zählung der Kindsbewegungen mit Realtime-Ultraschall als Standard-Vergleichsmethode herangezogen. Es konnte gezeigt werden, daß diese und andere objektive Registriermethoden der mütterlichen Perception weit überlegen sind [11, 32]. Eine einfache, kontinuierlich anzuwendende Technik, die möglichst wenige Transducer am mütterlichen Abdomen fixiert, würde einen großen klinischen Fortschritt darstellen.

Maeda [24], gemeinsam mit der technischen Realisierung durch die Fa. Toitu/Japan, zeigt eine beeindruckende Lösungsmöglichkeit auf, die sich aus der Nutzung des bereits vorhandenen Ultraschall-Doppler-Signals zur Herzfrequenzermittlung ergibt. Erste Geräte zur Erprobung stehen seit dem Frühjahr 1985 auf dem europäischen Markt zur Verfügung. Wir haben seit dieser Zeit das Gerät im Einsatz und können über erste Erfahrungen berichten [34].

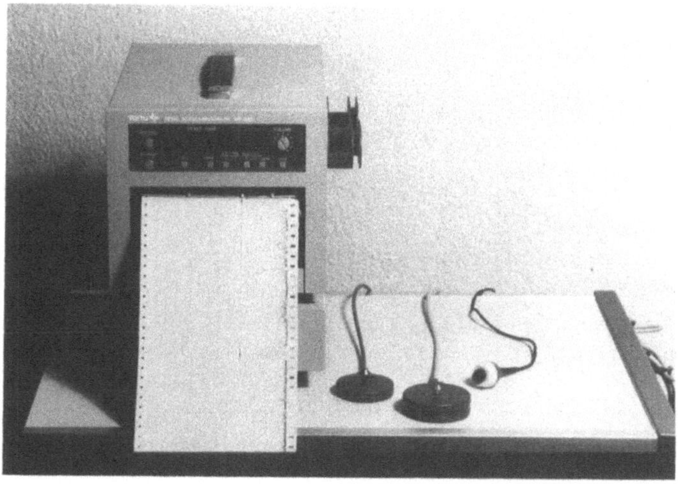

Abb. 2 Actocardiograph, Gerät zur gleichzeitigen Messung der Herzfrequenz und (wahlweise) Kontraktionen und Kindsbewegungen (Fa. Toitu/Japan).

Die Abbildung 2 zeigt den sogenannten Fetal-Actocardiographen, der mit einem 2 Mhz Breitstrahl-Transducer die fetale HF mittels Autokorrelation in exzellenter Weise registriert. Auf dem Wehenkanal können in konventioneller Weise die Kontraktionen oder die fetalen Bewegungen geschrieben werden. Letztere Möglichkeit beruht auf dem Prinzip, daß das vom Herzfrequenztransducer gelieferte Dopplersignal mit einer Filterschaltung in zwei spektrale Bänder aufgeteilt wird, nachdem empirisch ermittelt wurde, daß die Kindsbewegungen in Form von Körperrotationen, Stretchungen und Extremitätenbewegungen zu Dopplerverschiebungen niedrigerer Frequenz als die der Herz- und Herzklappenbewegungen führen. Das obere Band, größer als 80 Hz, wird unter Anwendung der Autokorrelationstechnik zur Aufbereitung der Herzfrequenz verwendet, das untere Band, kleiner als 80 Hz, wird als Maß für Kindsbewegungen in Form dicht gehäufter impulsförmiger Linien verschiedener Amplituden registriert. Ein dritter vorhandener Kanal gestattet eine Ereignismarkierung durch die Mutter bei subjektiv verspürten Kindsbewegungen oder, wie wir es taten, durch jemanden, der mittels Ultraschall-Realtime das Vorhandensein von Bewegungen objektivierte. Die Übereinstimmung zwischen den so möglichst objektiv registrierten Kindsbewegungen und der Anzeige über den Toitu Algorithmus ist besonders in der Spätschwangerschaft gut. Teilten wir die vom Actocardiographen aufgezeichneten Bewegungen in drei Intensitätsstufen, so wurde die größte Übereinstimmung bei der höchsten Intensitätsstufe gesehen (Abb. 3).

Neben diesem positiven Zugewinn einer Überwachungsgröße für den Feten, insbesondere bei antenataler Beurteilung, ist zu betonen, daß das Gerät von hohem technischen Standard und extrem niedrigen Preis ist.

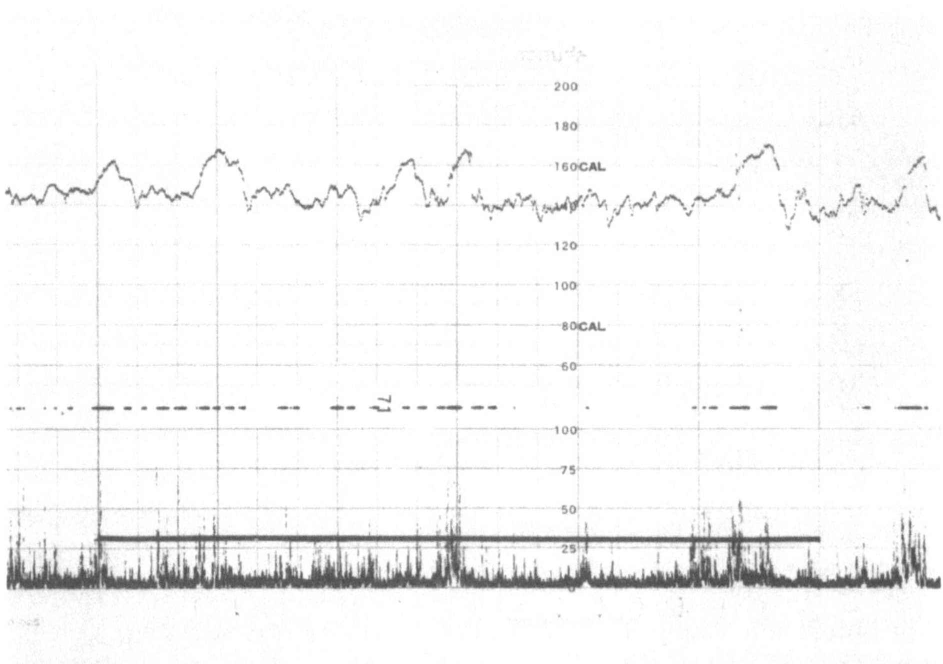

Abb. 3 Registrierung der fetalen Herzfrequenz und der fetalen Bewegungen in der 37. SSW. Die Ereignismarkierung (mittlerer Kanal) dokumentiert die tatsächlichen, mit Realtime-Ultraschall objektivierten Bewegungen.

Laser-Doppler

Die Laser-Doppler-Technik gestattet die Beurteilung relativer Hautdurchblutungsveränderungen in der obersten 1 mm Hautschicht auf nicht-invasive Weise und ist deshalb bereits mit Erfolg auf dem menschlichen Skalp sub partu eingesetzt worden [37]. Die Kenntnis des intrapartum Skalp Blood Flows ist nicht nur interessant wegen der Relevanz in bezug auf die Validisierung der Fetalblutanalyse und der transcutanen Techniken zur Messung von Po_2 und Pco_2, sondern auch zum Studium der physiologischen Veränderungen der Mikrozirkulation bei Kontraktionen, bei mütterlicher Hyperventilation oder beispielsweise unter Einfluß von Catecholaminen.

Im Prinzip wird Helium-Neon-Laser bei einer Wellenlänge von 632 nm, d. h. im roten Bereich, mittels Glasfiber auf die Skalphaut gebracht. Das reflektierte Licht wird von einer Photodiode empfangen. Dieses reflektierte Licht ist in einem größeren Anteil bezüglich der Frequenz identisch mit dem einfallenden Licht, in seinem kleineren Teil durch eine geringe Dopplershift nach Reflektion an den sich bewegenden Erythrocyten verändert. Diese Dopplershift ist der Geschwindigkeit der sich bewegenden Erythrocyten proportional.

Smits und Aarnoudse [37] haben mit dem Einsatz dieser Technik eine erste Idee gegeben, welche physiologischen Hautflowveränderungen in Abhängigkeit von der Wehentätigkeit individuell vorkommen. Sie können zeigen, daß generell eine Tendenz besteht, daß mit fortschreitender Geburt die Hautdurchblutung deutlich abnimmt.

Ohne die Kombination mit einer Blutgaselektrode benötigt die Laser-Glasfiber keine Beheizung, ist relativ früh zu fixieren und bei einer Intensität von weniger als 1 mW/mm^2 beim menschlichen Feten kontinuierlich anwendbar. In Kombination mit der Blutgaselektrode könnte die Technik helfen, die beim Feten sub partu technisch und physiologisch nicht ganz unproblematische Messung interpretieren zu helfen.

Oximetrie

Eine verblüffend einfache Technik zur Messung der Sauerstoffsättigung auf der intakten Haut hat sich innerhalb weniger Jahre im Bereich der neonatalen Intensivpflege erfolgversprechend verbreitet, und es bestehen nach unseren persönlichen Erfahrungen berechtigte Hoffnungen, daß sich diese Technik beim Feten sub partu, mehr noch als beim Neugeborenen, exzellent zur Überwachung der Sauerstoffversorgung einsetzen läßt. Das inzwischen von japanischen und zahlreichen amerikanischen Firmen, allen voran Nellcor, kommerzialisierte Prinzip der Pulse Oximetry funktioniert wie folgt [42, 43].

Der Transducer, der aus einer 2-Wellenlängenphotodiode und einem Empfänger besteht, wird auf einem Hautgebiet plaziert, dessen Blutstrom pulsierend ist, z. B. Fingerbeere, Nasenspitze (-septum), beim Neugeborenen Fußrücken. Das pulsierende Gefäßbett produziert durch die Phasen der Ausdehnung und Relaxierung eine phasische Änderung der empfangenen Lichtintensität; es entsteht die bekannte plethysmographische Wellenform. Das durchfallende Licht wird geschwächt (Transmissionsphotometrie); im Hinblick auf die Anwendung beim Feten ist es aber wichtig zu betonen, daß, nach unseren Untersuchungen, das Prinzip auch bei Reflexion funktioniert. Die phasenhaften Intensitätsänderungen werden nur durch den arteriellen Inflow bewirkt, die Amplitude der Intensitätsänderung wird wesentlich von der Sauerstoffsättigung bestimmt. Durch Subtraktion und Kenntnis der Absorption bei den beiden Wellenlängen kann rechnerisch quasi eine beat-to-beat Sauerstoffsättigung errechnet werden. Eine zusätzliche Information über die beat-to-beat Herzfrequenz ist praktisch ein Abfallprodukt. Die Dioden erfordern keine individuelle, nur eine geräteinterne Eichung und sind bei der momentanen Anwendung nicht beheizt. Bewegungen der Kinder sind noch ein störendes Problem für die Signalqualität, ansonsten sind die Erfahrungen sehr positiv und enthusiastisch, die Korrelationen zu Referenz-Sättigungswerten ausgezeichnet [4, 10, 28, 42].

Es soll noch einmal betont werden, daß diese einfache Technik Hautgefäßgebiete mit pulsatilem Flow erfordert, was bei den vorangehenden Teilen des Feten in der Regel nicht gegeben ist. Es ist jedoch nach eigenen Erfahrungen möglich, durch lokale Wärmezufuhr, wie etwa bei der transkutanen Blutgaselektrode, als Hyperämiefolge überall, nicht nur bei Fingerspitze oder Fußrücken, pulsatilen Flow zu produzieren. Kombiniert mit einer solchen lokalen Erwärmung und Modifikation der jetzigen Geräte, die durch die Messung beim Erwachsenen und Neugeborenen ihre größte Präzision zwischen 70–100 Sättigungsprozenten haben, wird die simultane Sättigungsmessung und beat-to-beat HF-Registrierung aus einem Transducer vom vorangehenden Teil sub partu eine realistische Perspektive der Zukunft.

NMR Nuclear-Magnetic-Resonance

Mit einem Blick in die bereits begonnene Zukunft soll die Palette der Beschreibung neuer Technologien bei der Überwachung des menschlichen Feten beendet werden.

Es ist die Kernspinresonanz- oder Nuclear-Magnetic-Resonanz-Tomographie bzw. Spektroskopie. Letztere bereits rund 20 Jahre im Einsatz in der Medizin, hat erstere, das bildgebende Verfahren, in den letzten 10 Jahren seit der ersten Darstellung eines menschlichen Fingers 1975 eine so stürmische Entwicklung genommen, daß die Zukunftsmöglichkeiten kaum abzusehen sind. Auch im Bereich der Geburtshilfe zeichnen sich große Möglichkeiten ab.

Dieses neue Verfahren hat die Vorzüge, daß es nicht-invasiv ist, keine ionisierenden Strahlen einsetzt und daß bisher schädliche biologische Wirkungen bei den Intensitäten der genutzten Magnetfelder und Hochfrequenzsysteme nicht bekannt sind. Insbesondere ist im Bereich der Perinatalmedizin eine teratogene Wirkung nicht erwiesen [36]. Die Technik beruht im Prinzip auf der Wechselwirkung von Atomkernen mit Hochfrequenzstrahlung in einem Magnetfeld [16], wobei als Kernspin die Eigenrotation bzw. der mechanische Drehimpuls der Atomkerne bezeichnet wird. Durch die Registrierung mehrerer Verhaltenszustände, der Kernspindichte sowie der Relaxierungszeiten nach der aus ihrer Eigenrotation erfolgten Auslenkung, d. h. aus dem zeitlichen Verlauf der Rückkehr der Atome in den Gleichgewichtszustand, die sogenannte Relaxation, können Schlüsse auf die Anzahl der Atomkerne sowie auf Zustand und Zusammensetzung der untersuchten Materie gezogen werden. Nachteile sind bisher der hohe Preis und die relativ langen Scanningzeiten, die Atmungs- und Bewegungsartefakte produzieren.

Bei den bildgebenden Verfahren liegen in der Geburtsmedizin zahlreiche Anwendungsverfahren vor [2, 17, 25–27, 35, 36, 38–41]. Bei der Darstellung des Uterus ist gewebebedingt sehr präzis zwischen Endo- und Myometrium zu unterscheiden. Besonders wird ferner die gute Darstellbarkeit der Zervix betont, wobei bei unterschiedlicher Wassereinlagerung sogar der Gewebezustand beurteilt werden kann. Noch konkurriert der Ultraschall bei der Darstellung der fetalen Anatomie, aber es zeichnet sich ab, daß z. B. bei einem Olygohydramnion und den hier bekannten Ultraschall-Limitierungen die NMR-Technik große diagnostische Möglichkeiten hat. In Fällen gesicherter Mangelentwicklungen kann die NMR-Technik differenzierte Aussagen zum Vorhandensein eines Fettpolsters beim Feten machen.

Die Relaxationszeiten, insbesondere die für T_2, haben einen gesicherten Zusammenhang mit der Viskosität der Materialien. Bene [2] und Hiltbrand [17] konnten zeigen, daß die Zunahme von Mekonium im Fruchtwasser die T_2-Zeiten verlängert und daß die T_2-Zeiten eine lineare Funktion der Mekoniumkonzentration sind [17]. Damit eröffnen sich ungeahnte Möglichkeiten der nicht-inasiven Beurteilung des Fruchtwassers.

Welche Möglichkeiten die NMR-Technik bei der Bestimmung der noch wichtigeren Größe, der H-Ionenkonzentration im fetalen Gewebe, haben kann, berichteten Saling und Mitarbeiter am 16. Juni 1984 in The Lancet mit den Daten aus tierexperimentellen vergleichenden Messungen mit der P 31 NMR Spektroskopie [21]. Es ist ohne Frage nur eine Angelegenheit der Zeit, bis beides gleichzeitig möglich sein wird, die Bildgebung und die spektroskopische, nicht-invasive Bestimmung des pH im fetalen Gewebe aus der chemischen Shift des anorganischen Phosphors im Verhältnis zu Phosphokreatinin.

Mit dieser Würdigung des erneuten pionierhaften Einsatzes einer vielversprechenden Methodologie durch Erich Saling und seine Mitarbeiter, schließt sich der Kreis zum Beginn der wissenschaftlichen Arbeiten und klinischen Beobachtungen in den frühen 60er Jahren, die eine neue Ära des Selbstverständnisses und des Möglich-Machbaren bei der Überwachung des *Kindes im Bereich der Geburtshilfe* beginnen ließen.

Literatur

[1] Adler, D., Y. Mahler: Transducer for fetal movement detection. In: Fetal and Neonatal Physiological Measurements (P. Rolfe, Hrsg.), S. 244–249. Pitman Medical Ltd., London 1980.

[2] Bene, B. C.: Diagnosis of meconium in amniotic fluids by nuclear magnetic resonance spectroscopy. Physiol. Chem. Phys. **12** (1980) 241–247.

[3] Campbell, S., D. R. Griffin, J. M. Pearce et al.: New Doppler Technique for assessing uteroplacental blood flow. Lancet **I** (1983) 675–676.

[4] Deckardt, R., D. J. Steward: Continuous transcutaneous arterial hemoglobin saturation measurement: evaluation of a new monitor, and a comparison of arterial hemoglobin oxygen saturation versus transcutaneous oxygen tension monitoring in the preterm infant. Crit. Care Med. **11** (1984) 935–939.

[5] Eik-Nes, S. H., A. O. Brubakk, M. K. Ulstein: Measurement of human fetal blood flow. Br. Med. J. **11** (1980) 283–284.

[6] Eik-Nes, S. H., K. Marsal et al.: Ultrasonic measurement of human fetal blood flow. J. Biomed. Eng. **4** (1982) 28–36.
[7] Erskine, R. L. A., J. W. K. Ritchie: Quantitative measurement of fetal blood flow using Doppler ultrasound. Br. J. Obstet. Gynaecol. **92** (1985) 600–604.
[8] Fallenstein, F., H. U. Bucher, R. Huch et al.: The „Dynamic Transcutaneous Po_2 Histogram“ or „How to deal with Immense Quantities of Monitoring Data“. Pediatrics **75** (1985) 608–613.
[9] Florentin, I., G. F. Inbar, I. E. Timor-Tritsch: Multichannel automatic foetal movement monitoring and classification system. Med. Biol. Eng. Comput. **23** (1985) 178–186.
[10] Friesen, H.: Pulse Oxymetry during Pulmonary Artery Surgery. Anesth. Analg. **64** (1985) 376.
[11] Gettinger, A., A. B. Roberts, S. Campbell: Comparison between subjective and ultrasound assessments of fetal movement. Br. Med. J. **2** (1978) 88–90.
[12] Gill, R. W., G. Kossoff: Pulsed Doppler combined with B-mode imaging for blood flow measurement. Contrib. Gynecol. Obstet. **6** (1979) 139–141.
[13] Gill, R. W., B. J. Trudinger et al.: Fetal umbilical venous flow measurement in utero by pulsed Doppler and B-mode ultrasound. Am. J. Obstet. Gynecol. **139** (1981) 720–725.
[14] Greene, K. R., R. Natale, C. Y. Harrison: Heart period variation and gross body and breathing movements after amniotomy in the human fetus. In: Fetal and Neonatal Physiological Measurements (P. Rolfe, Hrsg.), S. 250–255. Pitman Medical Ltd., London 1980.
[15] Griffin, D., T. Cohen-Overbeck, S. Campbell: Fetal and utero-placental blood flow. Clin. Obstet. **10** (1983) 565–602.
[16] Habermehl, A., E. H. Graul: Kernspinresonanz-Tomographie. Deutsches Ärzteblatt **30** (1982) 17–29.
[17] Hiltbrand, E.: In vivo Measurement of T2 in Physiological Fluids. Prog. Nucl. Med. **8** (1984) 149–156.
[18] Jouppila, P., P. Kirkinen: Umbilical vein blood as an indicator of fetal hypoxia. Br. J. Obstet. Gynaecol. **91** (1984) 107–110.
[19] Kirkinen, P., P. Jouppila, A. Koivula et al.: The effect of caffeine on placental and fetal blood flow in human pregnancy. Am. J. Obstet. Gynecol. **147** (1983) 939–942.
[20] Kurjak, A., B. Rajhvajn: Ultrasonic measurements of umbilical blood flow in normal and complicated pregnancies. J. Perinat. Med. **10** (1982) 3–16.
[21] Langner, K., S. Schmidt, J. W. Dudenhausen, E. Saling: Measurement of Fetal pH in the Guineapig by NMR. Lancet **6** (1984) 1361.
[22] Lierde, M. van, D. Oberweis, K. Thomas: Ultrasonic Measurement of Aortic and Umbilical Blood Flow in the Human Fetus. Obstet. Gynecol. **63** (1984) 801–805.
[23] Lindstroem, K., K. Marsal, U. Ulmsten: Fetal movements detector. In: Fetal and Neonatal Physiological Measurements (P. Rolfe, Hrsg.). Pitman Medical Ltd., London 1980.
[24] Maeda, K.: Studies on New Ultrasonic Doppler Fetal Actograph and Continuous Recording of Fetal Movement. Acta Obstet. Gynaecol. **36** (1984) 280–288.
[25] McCarthy, S. M., D. Stark, Ch. Higgins: Demonstration of the Fetal Cardiovascular System by MR Imaging (Case Report). J. Comput. Assist. Tomogr. **6** (1984) 1168–1169.
[26] McCarthy, S. M., D. Stark et al.: Obstetrical Magnetic Resonance Imaging: Maternal Anatomy. Radiology **2** (1985) 421–425.
[27] McCarthy, S. M., R. A. Filly, D. Stark et al.: Obstetrical Magnetic Resonance Imaging: Fetal Anatomy. Radiology **2** (1985) 427–432.

[28] Mihm, F. G., B. D. Halperin: Non-invasive monitoring of respiratory failure with pulse oxymetry and capnography. Anesthesiology **3** (1983) Abstract.
[29] Pearson, J. F., J. B. Weaver: Fetal activity and fetal wellbeing: an evaluation. Br. Med. J. **1** (1976) 1305–1307.
[30] Rajhvajn, B., A. Kurjak: Ultrasound measurements of umbilical blood flow in normal and complicated pregnancies. Recent Adv. Ultrasound Diag. **3** (1981) 240–242.
[31] Sadovsky, E., H. Yaffe, W. Z. Polishuk: Fetal Movement Monitoring in Normal and Pathologic Pregnancy. Int. J. Gynaec. Obstet. **12/3** (1974) 75–79.
[32] Schmidt, W., I. Cseh, K. Hara et al.: Maternal perception of fetal movements and real-time ultrasound findings. J. Perinat. Med. **12** (1984) 313–318.
[33] Schulman, H., A. Fleischer et al.: Umbilical velocity wave ratios in human pregnancy. Am. J. Obstet. Gynecol. **148** (1984) 985–990.
[34] Schwoebel, E., F. Fallenstein, V. Hollenstein, R. Huch, A. Huch: Eine neue Methode zur Registrierung fetaler Bewegungen mit Ultraschall-Doppler. In: Dudenhausen, J. W., E. Saling (Hrsg.): Perinatale Medizin. Band XI. Thieme, Stuttgart 1986.
[35] Smith, F. W., et al.: NMR Imaging in Pregnancy. Lancet **I** (1983) 61–62.
[36] Smith, F. W.: NMR Proton Imaging at 3.4 MHz – Genitourinary Tract and Pelvis. Prog. Nucl. Med. **8** (1984) 135–141.
[37] Smits, T. M., J. G. Aarnoudse: Variability of fetal scalp blood flow during labour: continuous transcutaneous measurement by the laser Doppler technique. Br. J. Obstet. Gynaecol. **91** (1984) 524–531.
[38] Stark, D., S. M. McCarthy et al.: Pelvimetry by Magnetic Resonance Imaging. AJR **144** (1984) 947–950.
[39] Stark, D., S. M. McCarthy et al.: Intrauterine Growth Retardation: Evaluation by Magnetic Resonance. Radiology (1985) 425–427.
[40] Thickman, D., et al.: MR Imaging of Cerebral Abnormalities in Utero. J. Comput. Assist. Tomogr. **6** (1984) 1058–1061.
[41] Weinreb, J. C., et al.: Magnetic Resonance Imaging in Obstetric Diagnosis. Radiology **1** (1985) 157–161.
[42] Yelderman, M., W. New: Evaluation of Pulse Oximetry. Anesthesiology **59** (1983) 349–352.
[43] Yoshiya, I., et al.: Spectrophotometric monitoring of arterial oxygen saturation in the fingertip. Med. Biol. Eng. Comput. **17** (1979) 940–945.

Die Intrauterine Laktazidose – Ein Rückblick

H. Bossart

Die intrauterine Laktazidose ist ein komplexes Problem, das nicht in wenigen Minuten klar dargestellt werden kann. Ich werde Ihnen also einige persönlichen Gedanken vortragen, die mit der „Salingschen Geschichte" mehr oder weniger verbunden sind.

Als ich vor mehr als 20 Jahren vom ersten Kursus bei Herrn Saling in die Schweiz zurückkehrte, war mir, wie vielen von Ihnen, ein ganz neues Feld der Betätigung eröffnet worden. Ich interessierte mich schon damals für plötzliche intrauterine Todesfälle, und zwar besonders nach Injektion von an sich üblichen und gut verträglichen Analgetika. Sie wissen ja, wie wenig wir damals von den fetalen Lebensbedingungen kannten. So war es dann mein Bedürfnis, nicht nur den intrauterinen Säure-Basen-Stoffwechsel des Feten kennen zu lernen, sondern auch Metaboliten des Zuckerstoffwechsels, vor allem Glukose und Milchsäure. Die ersten Beobachtungen zeigten, daß beim gesunden Kind und unter normalen Bedingungen eigentlich wenig Besonderheiten oder schwer

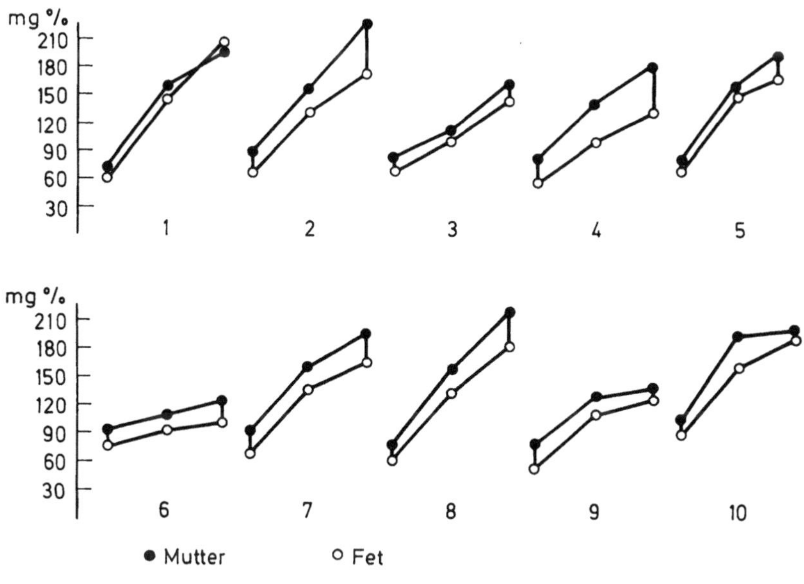

Abb. 1 „Glukogramme"; Doppelbelastung der Mutter i. v., in 30 Minuten Abstand. 10 Fälle (unter der Geburt).

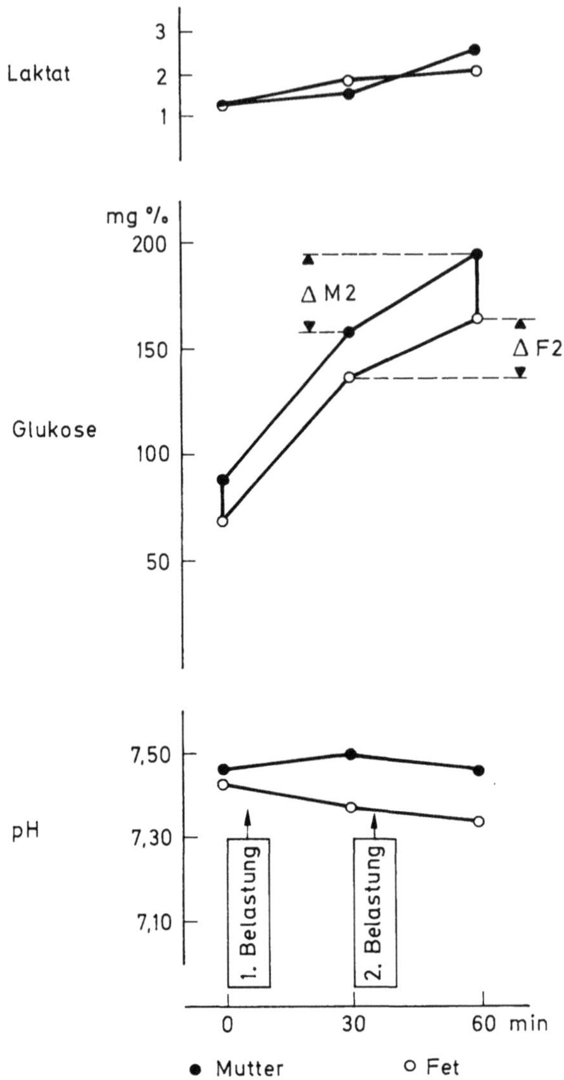

Abb. 2 Glukose-Doppelbelastung; Glukose, Laktat, pH. Erhöhung des Blutzuckers, 30 Minuten nach der zweiten Belastung; Δ F2 und Δ M2. Je größer F2, je größer ist das „metabolische Problem".

verständliche Resultate zu sehen waren. Beim chronisch geschädigten Feten kamen wir aber zu ersten interessanten Beobachtungen.

Die außergewöhnlich vielseitigen Faktoren, die bei der Homeöstase eine Rolle spielen, machten uns schnell klar, daß die einfache Beobachtung des „Ist-Zustandes" ungenügend ist. Wie bei vielen anderen, etwas verschleierten Krankheitsbildern schien es uns, daß eine von uns gewählte „metabolische Belastung" eine typisch fetale Reaktion hervorrufen könnte. Wie man ein

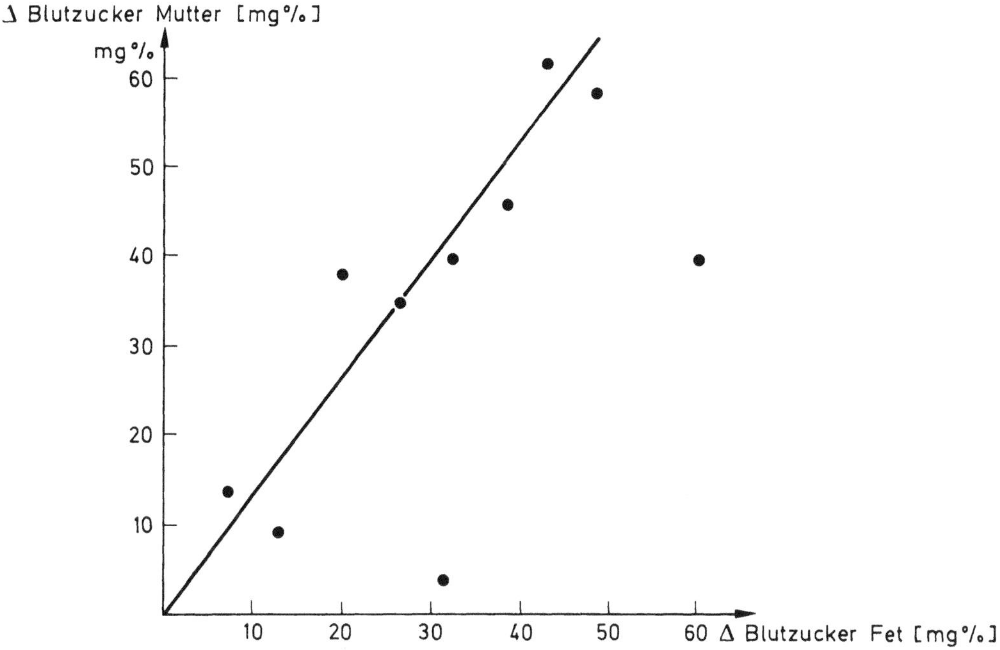

Abb. 3 Verhältnis Δ M2/Δ F2. Bei gesunden Feten ist der Anstieg bei Mutter und Kind proportional. Bei chronisch geschädigtem Kind ist der fetale Anstieg relativ viel größer als derjenige der Mutter.

Belastungs-EKG oder einen Oxytozin-Test benützt, so versuchten wir damals mit einer intravenösen Glukosegabe an die Mutter den Feten und die Planzentapassage zu prüfen [1, 2, 3].

Die ersten Resultate zeigten uns, daß nicht nur der Blutzucker bei Mutter und Kind anstieg, sondern daß auch die Differenzen zwischen mütterlichen und fetalen Werten irgendwie auf gewisse Besonderheiten schließen lassen könnten. Der Anstieg des Blutzuckers führt in der Regel auch zum Anstieg der Milchsäure. Wir sahen vor allem, daß die Erhöhung des fetalen Blutzuckers nach der *zweiten* Belastung (Δ F2) bei chronisch geschädigten Feten (Wachstumsretardierung, EPH-Gestose) größer ist als bei der Mutter. Wir vermuteten, daß Glukose in solchen Fällen vermehrt (aktiv) via Plazenta von der Mutter zum Kind transport wird (Abb. 1, 2, 3).

Die Erfassung der metabolischen Gefahr, wenn ich das so dramatisch sagen darf, war mit dieser doppelten Zuckerbelastung nicht genügend deutlich zu erfassen. Wir haben dann noch einige andere Parameter, wie z. B. das Wachstumshormon (HGH) und das Insulin hinzugezogen und haben interessante Feststellungen machen können. Ein Fet, der für seine intrauterine Lebensqualität kämpft, hat wie der extrauterine Patient ein erhöhtes HGH, das übrigens bei Glukosegabe absinkt. Die Reaktion des Insulins nach Glukosegabe ist bei

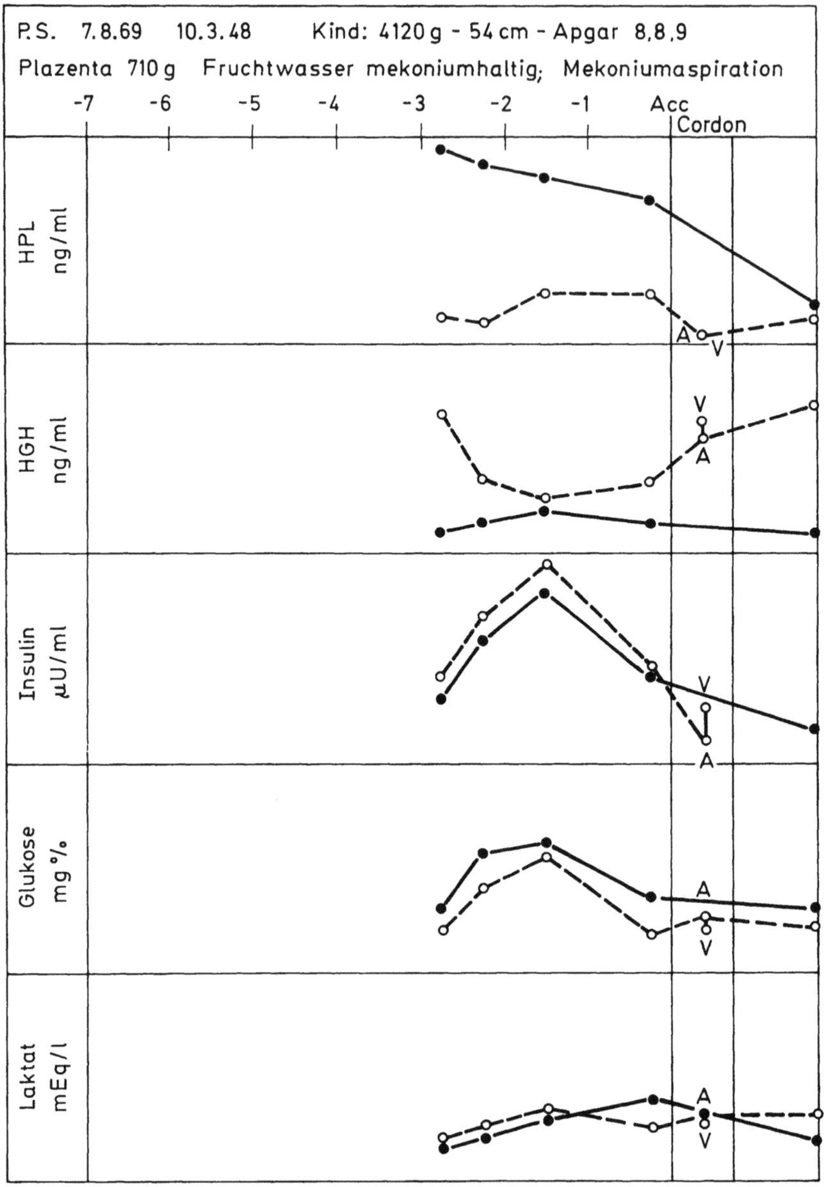

Abb. 4 Glukose-Doppelbelastung; Verhalten von HPL, HCG, Plasma-Insulin, Blutzucker und Laktat. Der „gestreßte" Fet hat ein erhöhtes HGH, das nach Glukosegabe an die Mutter absinkt; das Laktat steigt an.

Mutter und Fet prompt, aber auch die metabolische Azidose oder Laktazidämie wird häufig verstärkt (Abb. 4).

Diese Doppelbelastungen brachten eine ganze Reihe von Reaktionen hervor, aber die dadurch oft verstärkte Laktazidose war für uns eine unbequeme Folge.

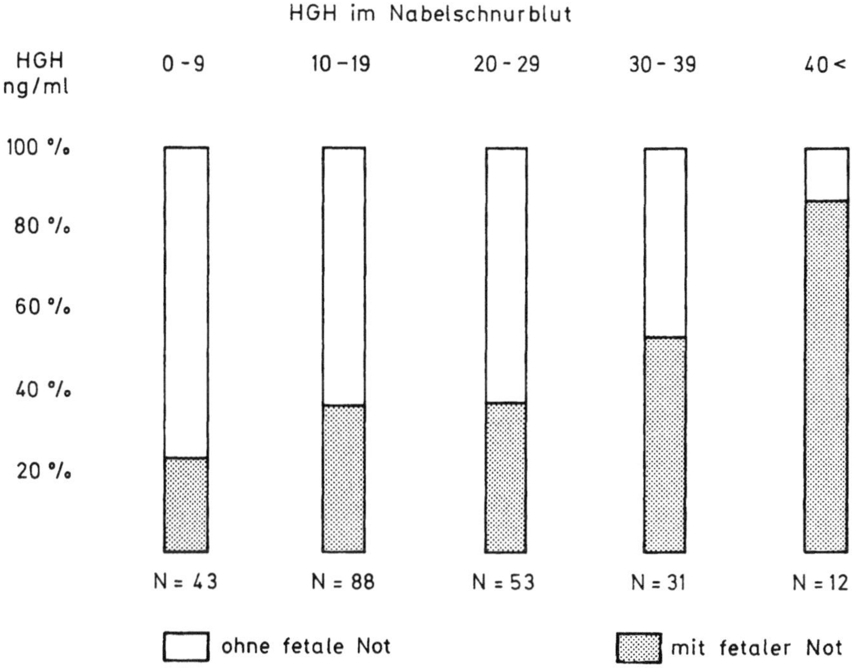

Abb. 5 Human growth hormone (HGH) im Nabelschnurblut. Bei niedrigem HGH sind klinisch deprimierte Kinder selten, bei erhöhtem HGH jedoch sehr häufig.

Es war anzunehmen, daß gerade die schlechte Sauerstofflage zu diesem Anstieg führen mußte in den Fällen, die chronisch geschädigt waren [4, 5].

Ich habe mir damals vorgestellt, man könnte vielleicht einen Metaboliten finden, der beim chronisch geschädigten Kind mit unstabiler Stoffwechsellage signifikant verändert wäre („metabolisches rotes Licht"); z. B. das fetale Wachstumshormon wäre benützbar, insofern es einfach und schnell bestimmbar wäre [6, 7].

Wir haben unsere HGH-Fälle zusammengestellt. Bei gesunden Kindern ist das fetale Wachstumshormon selten, bei geschädigten Kindern häufig erhöht (Abb. 5). Dieser Zugang zum Feten war aber methodologisch zu kompliziert.

Langsam kamen wir aber dann in Schwierigkeiten. Das meterlange Füllen der PVC-Katheter wurde immer weniger gerne gesehen. Die ethischen Kommissionen fragten uns, wie weit wir eigentlich diese intrauterine Belästigung des Feten verantworten könnten. Auch von der Bevölkerung her kam ein gewisser Widerstand gegen die „experimentelle Geburtshilfe".

Dann kam der berühmte Trend zur intrauterinen Reanimation. Wir fragten uns deshalb, ob wir die Glukose, wenn wir deren Passage durch die Planzenta mit Insulin verbessern würden, nicht schneller, d. h. in nützlicher Frist, dem Feten zuführen könnten. Gleichzeitig hofften wir, das fetale Laktat schneller

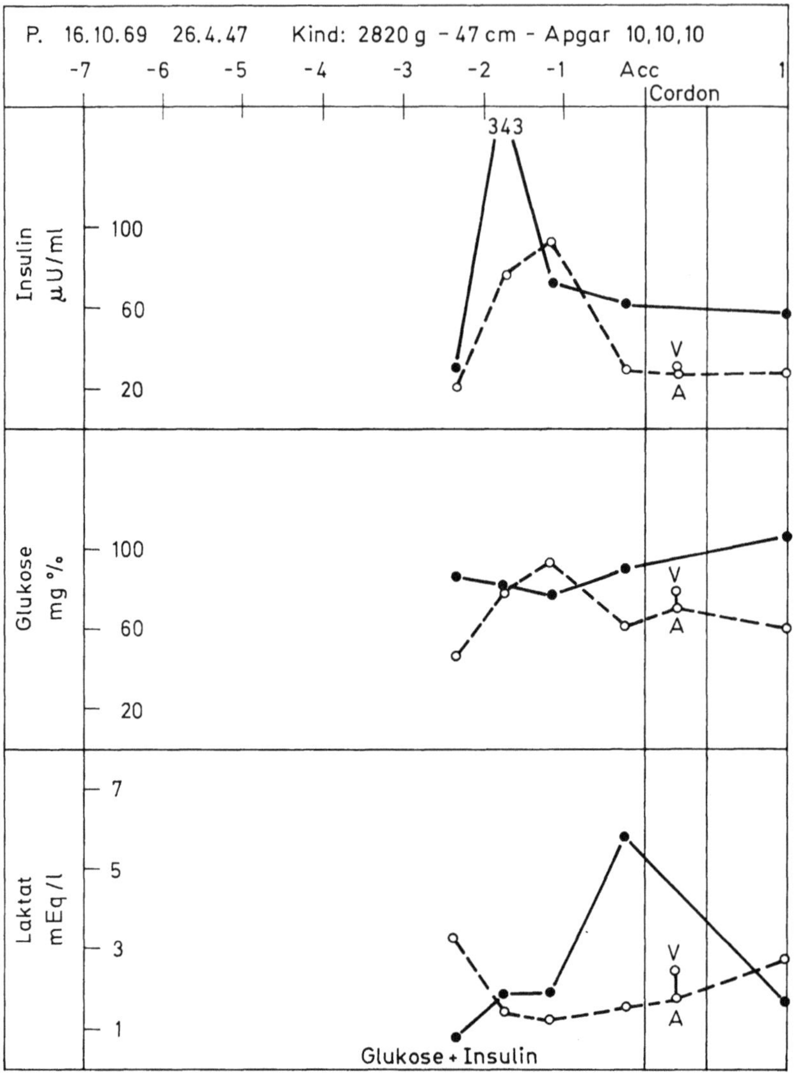

Abb. 6 Zuckerbelastung mit Insulin; Abfall der fetalen Milchsäure und Anstieg des Blutzuckers.

zur Mutter transportieren zu können. Wir dachten damit nicht nur an eine subpartale Therapie, sondern an eine Ernährung beim Wachstumsrückstand. Das Konzept mußte aber sub partu mit direktem Zugang zum Feten erarbeitet werden. Auch diese Versuche zeigten zum Teil interessante Resultate. Trotzdem war die Laktazidose nicht sicher in den Griff zu bekommen.

Bei doppelter Glukosegabe mit Insulin (Abb. 6) konnten wir verschiedentlich eine erhöhte fetale Laktazidämie verbessern, z. T. auch den fetalen Blutzucker über denjenigen der Mutter zu bringen. Diese Zucker-Insulinpumpe zum Feten

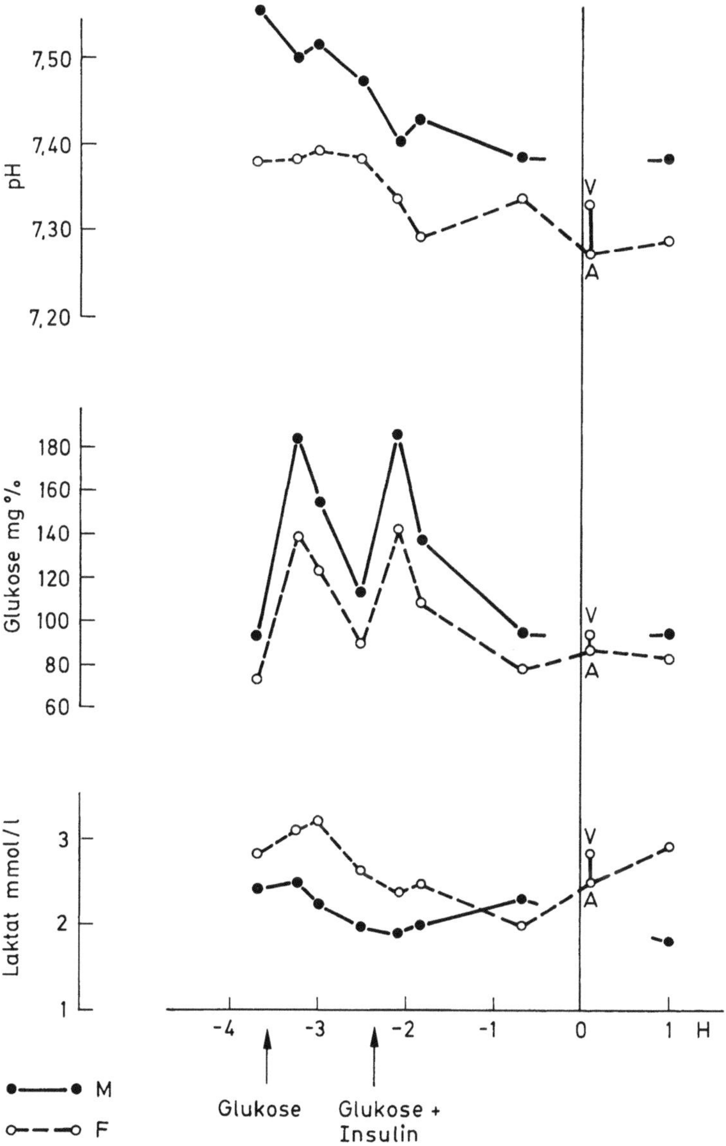

Abb. 7 Zucker-Doppelbelastung zuerst ohne, dann mit Insulin.

schien also zu funktionieren. Auch Abbildung 7 zeigt eine ähnliche Versuchsanordnung. Die erste Zuckerbelastung ohne Insulin führt zu einer vermehrten, die zweite mit Insulin zu einer leicht verminderten Laktazidämie.

Trotz dieses teilweisen Erfolges waren aber die Resultate nicht genügend konstant. Wir verzichteten deshalb auf die Anwendung dieses Prinzips bei chronischer Plazentainsuffiszienz.

Aus diesen Gründen kam dann die nächste Laktazidose-Etappe hauptsächlich auf eine schnelle und einfache Bestimmung des Laktates hinaus. Wir haben deshalb mit der Firma Hoffmann-La Roche am Laktat-Analyser mitgearbeitet und dort vor allem die klinische Praktikabilität untersucht. Wir wurden hart von der Qualitätskontroll-Psychose erfaßt. Wir lebten in Standard-Abweichungen von morgens bis abends. Wir evaluierten die Transportzeiten der Blutentnahme, Temperatureinwirkungen, Hämolyse, Unterschied zwischen Gesamtblut und Plasma, und anderes mehr! Schlußendlich waren wir soweit, daß wohl bei gewissen Idealbedingungen gut reproduzierbare Werte erreicht wurden; im klinischen Routinegebrauch war das nicht immer der Fall. Wir müssen also zusammenfassend sagen, daß die intrauterine Bewertung der Laktazidose und die Beeinflussung der fetalen Laktazidose via Mutter zumindest sehr schwierig ist [8, 9].

Die letzte Etappe dieser Geschichte ist dann die systematische Bestimmung des Laktates im Nabelschnurblut. Wir versuchten, Risikokonstellationen zusammen mit dem Säurebasengleichgewicht zu definieren. In wenigen Worten kann Folgendes gesagt werden: Ein klinisch gesundes, neurologisch unauffälliges Kind mit erhöhtem Laktat hat in den kommenden Monaten nur sehr selten mit einem schwierigen Verlauf zu rechnen. Wenn aber die neonatale Symptomatologie (klinisch und/oder ultrasonographisch) gleichzeitig mit schlechten Säurebasen- bzw. Laktatwerten einhergeht, dann ist die Prognose schlecht. Das heißt dann, daß die intrauterine Asphyxie wirklich ihre Spuren hinterlassen hat [10].

Die Routinebestimmung des Laktats im Nabelschnurblut hat also nicht viel Neues gebracht [11]. So muß ich denn abschließend leider sagen, daß die Laktazidose wohl ein wissenschaftlich sehr interessantes Problem darstellt, aber daß sie in der täglichen klinischen Arbeit im fetalen Sektor komplex zu interpretieren und noch schwerer zu beeinflussen ist. Vielleicht gibt es wieder eine Laktat-Renaissance; on verra!

Literatur

[1] Bossart, H., S. Papadopoulos: Reazioni del feto all'iperglicemia provocata nella madre. Proc. Symp. on fetal distress, Siena 1966.

[2] Bossart, H.: Facteurs obstétricaux métaboliques nocifs à l'enfant. Gynaecologia **163** (1967) 348.

[3] Bossart, H. et al.: pH sanguin, glycémie et lactacidémie chez la mère et l'enfant pendant et après l'accouchement normal. Gynaecologia **165** (1968) 146.

[4] Bossart, H., J. Sistek, V. Chabot et al.: Insulinémie za porodu. Cesk. Gynecol. **35** (1970) 18–21.

[5] Bossart, H., J. Sistek, V. Chabot et al.: Surcharge glucosique et insulinémie chez le fœtus et la mère subpartu. Schweiz. Med. Wochenschr. **99** (1969) 1350.

[6] Bossart, H., A. Aubert, J. Sistek: HGH fœtale et maternelle pendant l'accouchement. In: Perinatale Medicine (Huntingford et al., Hrsg.). Karger, Basel 1971.

[7] Aubert, M. L., J. Sistek, V. Chabot et al.: L'hormone de croissance hypophysaire fœtale pendant l'accouchement. Schweiz. Med. Wochenschr. **101** (1971) 1102–1107.

[8] Bossart, H., P. Janecek: Détermination du L-lactate plasmatique au moyen du „Lactate-analyzer 5400"; fiabilité de la méthode et études préliminaires. La surveillance fœtale, S. 67–77. International Medical Division, Editions Kontron, Paris 1976.

[9] Ditesheim, P. J., H. Bossart: Premiers essais de mesures du L-lactate plasmatique au moyen du „Lactate-analyzer 5400". Schweiz. Med. Wochenschr. **106** (1976) 1598–1601.

[10] Lauener, P. A., A. Calame, P. Janecek et al.: Systematic pH-measurements in the umbilical artery: causes and predictive value of neonatal acidosis. J. Perinat. Med. **11** (1983) 278–285.

[11] Ditesheim, P. J., H. Bossart: Cord blood studies. In: Lactate in acute conditions. Internat. Symp. on Lactate (Bossart, Perret, Hrsg.), S. 48–55. Karger, Basel 1979.

Der Zeitfaktor beim fetalen Sauerstoffmangel

G. Rooth

„The time factor in fetal distress" war der Titel der ersten Arbeit in der ersten Ausgabe des *Journal of Perinatal Medicine* im Jahre 1973. Was haben wir in den folgenden 12 Jahren bis heute zusätzlich darüber gelernt, wie schnell der fetale Distress auftritt? Und welche neue Techniken haben weitere nützliche Informationen geliefert?

Ich werde mich – wie früher – auf den akuten Distress konzentrieren, aber heutzutage wissen wir auch etwas über die Entwicklung des antepartualen Distress in Fällen mit plazentarer Insuffizienz. Wenn die Kardiotokographie ein normales Muster zeigt, wird normalerweise innerhalb von einer Woche kein fetaler Distress auftreten [2]. Jedoch in Fällen mit mütterlichem Diabetes wird die Sicherheitsgrenze bis auf 2 Tage reduziert [3]. Solche klinischen Daten können nicht die Basis zuverlässiger Bestimmungen der fetalen Sauerstoffversorgung bilden.

Die Bestimmungen von 1973 basierten auf Messungen mütterlicher und fetaler pH- und fetaler pO_2-Werte sowie auf der berechneten Sauerstoffsättigung. Dabei wurde gezeigt, daß mit zunehmendem Δ pH der fetale pO_2 abfiel (Abb. 1). Aus dieser zusammengesetzten Kurve konnte berechnet werden, daß simultan mit Fortschreiten des fetalen Distress, es einen Abfall der fetalen Sauerstoffwerte und eine Zunahme der Milchsäurewerte gab. Wenn nur Sauerstoff verwertet wäre, würde die Sauerstoffsättigung mit verschiedenen Stufen des Sauerstoffmangels abfallen wie in Abbildung 2. So würde bei totaler Unterbrechung des Nabelschnurkreislaufes der Sauerstoffvorrat für weniger als 2 Minuten ausreichen.

Wenn zwei Skalpblutmessungen beim Feten durchgeführt werden, kann man den Grad des Sauerstoffmangels berechnen, aber soweit ich informiert bin, hat niemand bis jetzt dies systematisch getan. Da in einigen Kliniken wiederholte Skalpblutanalysen beim Feten gemacht werden, wäre eine Liste solcher Bestimmungen von Interesse. Hinsichtlich unserer gegenwärtigen Kenntnis der Kompliziertheit fetaler Säurebasendaten, könnten solche Bestimmungen helfen, eine zuverlässigere Schätzung des Zeitfaktors in einzelnen Fällen zu erreichen. Selbst wenn Wiederbestimmungen von Daten klinisch überflüssig sein sollen, wären die Fakten präzise und für das bessere Verständnis dieses bedeutenden Problems willkommen.

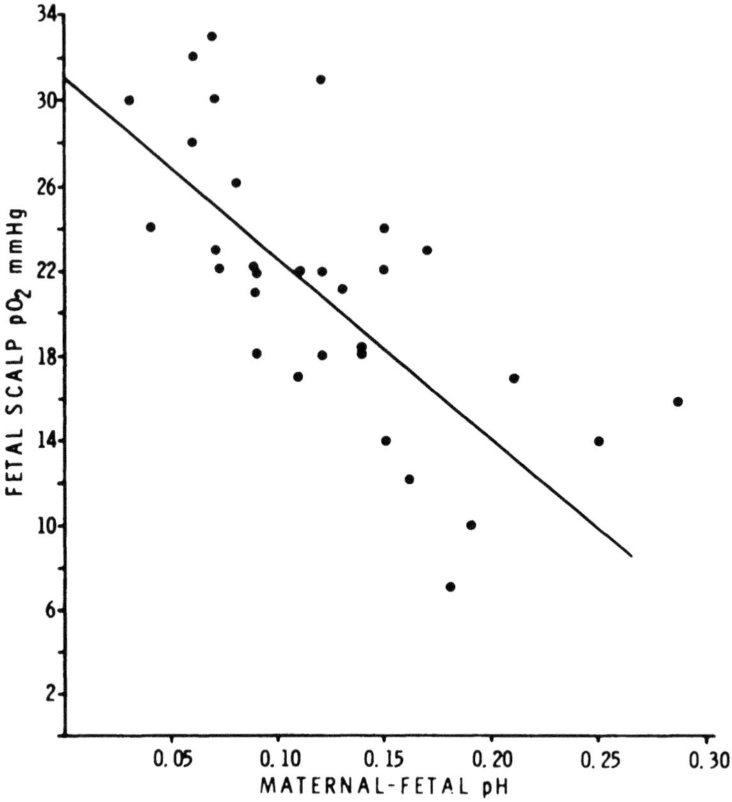

Abb. 1 Beziehungen zwischen Δ pH und fetalem Skalp pO_2. Aus: Fetal and maternal pH measurements [7].

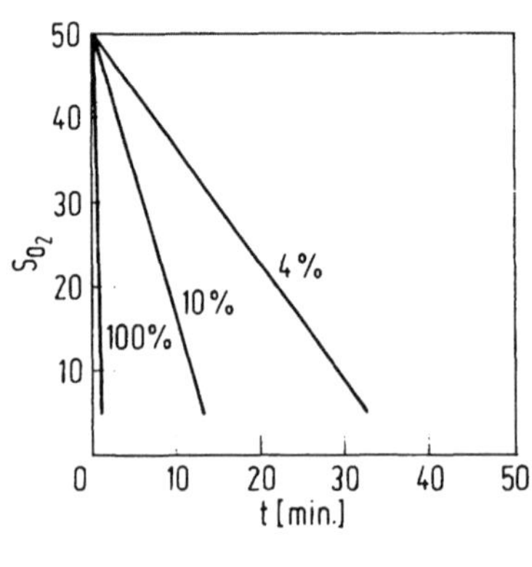

Abb. 2 Veränderung der fetalen Sauerstoffsättigung (in %) bei verschiedenen Graden des O_2-Mangels [1].

Lassen Sie mich in diesem Zusammenhang ein Beispiel erläutern. Beim fetalen Distress ist der fetale pCO_2 erhöht. Je stärker diese Erhöhung ist, desto ausgeprägter wird auch die metabolische Azidose. Jedoch wird ab und zu bemerkt, daß obwohl ein Basendefizit vorhanden ist, der fetale pCO_2 normal ist. Wie unten berichtet wird, ist dies ein Zeichen dafür, daß die fetale Sauerstoffversorgung ausreicht, nicht nur für den normalen fetalen Stoffwechsel, sondern auch für den Abbau der Milchsäure, die während des vorausgehenden Distress entstand.

Selbst dann – wie gesagt – wenn der Zeitfaktor nicht quantitativ berechnet wird, wird die Richtung der Veränderungen von zwei fetalen Skalpblut-pH-Messungen klar zu sehen sein.

Folgende Regeln sind leicht zu merken. Wenn der mütterliche pH-Wert gleichbleibt:

1. Abfallende fetale pH-Werte deuten auf ein Fortschreiten des fetalen Distress hin.
2. Gleichbleibender fetaler pH-Wert deutet darauf hin, daß die fetale Sauerstoffversorgung ausreicht, d. h., der fetale Distress ist vorbei, obwohl die Sicherheitsgrenze noch gering sein mag.
3. Ansteigender fetaler pH-Wert deutet darauf hin, daß eine Sauerstoffversorgung vorhanden ist, die auch den Sauerstoffvorrat wiederherstellt und die Milchsäure metabolisiert. Die Zunahme des fetalen pH-Wert ist natürlich hauptsächlich verursacht durch den Abfall der fetalen pCO_2-Werte.

Falls Veränderungen des mütterlichen pH-Wertes auftreten, wird präzisere Information durch die Anwendung des Δ pH erhalten:

1. Zunehmender Δ pH deutet auf Fortschreiten des fetalen Distress.
2. Gleichbleibender Δ pH deutet auf genügende Sauerstoffversorgung des fetalen Stoffwechsels.
3. Abfallender Δ pH deutet auf solche Besserung der fetalen Oxygenation.

Das Intervall zwischen zwei Proben und die Größe der Veränderungen müssen berücksichtigt werden, um die Wahrscheinlichkeit des Auftretens bzw. Nichtauftretens des fetalen Distress berechnen zu können.

Detaillierte Informationen werden durch die kontinuierliche pO_2-Überwachung erhalten. Während jeder Wehe wird die uterine Zirkulation beeinträchtigt und kann völlig blockiert werden. Innerhalb von etwa 50 Sekunden fällt der transkutane pO_2 ab. Während der ersten Wehe in Abbildung 3 fällt der fetale pO_2 von 16 auf 15 mm Hg ab. Dies ist normal für die Intensität der Wehe. Der berechnete Unterschied in der Sauerstoffsättigung ist von 26% auf 23% vermindert. Die Sauerstoffvorräte werden anfangs auf 19 ml berechnet und auf 17 ml nach der Wirkung der Wehe. Der Fet hätte einen Sauerstoffvorrat für insgesamt 9 Minuten.

Die drei folgenden kräftigeren Wehen mit einem Druck von etwa 65 mm Hg verursachen einen Abfall des Sauerstoffpartialdruckes von 15 auf 13 mm Hg, auch typisch für solche Wehen. Die entsprechende Sauerstoffsättigung geht

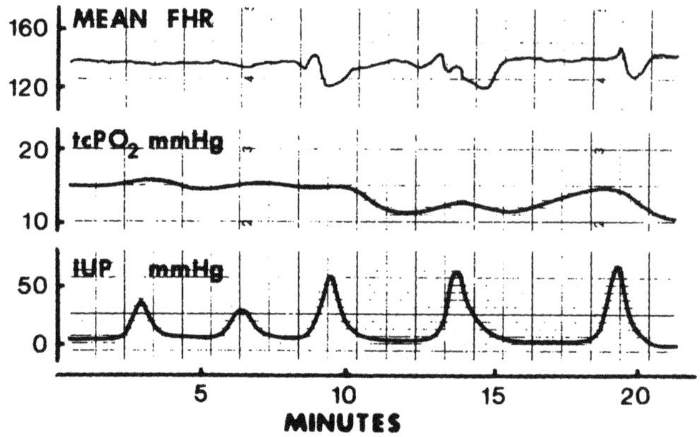

Abb. 3 tc pO_2 des Feten und intrauteriner Druck. Normale Kontraktionen.

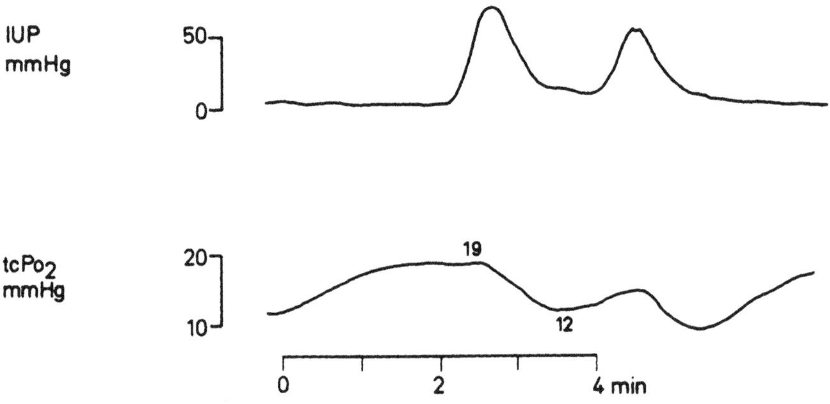

Abb. 4 Intrauteriner Druck und tc pO_2. Zwei lange Kontraktionen.

von 23% auf 16% zurück. Der Abfall ist stark genug, um einen Rückgang zum ursprünglichen Wert zu vermeiden, wenn das Zeitintervall zwischen den Wehen kurz war, wie nach der ersten starken Wehe. Wenn jedoch das Intervall länger wäre, würde der ursprüngliche Wert wieder erreicht werden. Die ursprünglichen Sauerstoffvorräte betrugen 17 ml und hätten für 3,5 Minuten gereicht. Dies entspricht einer Reduzierung der Sauerstoffversorgung von etwa 20%.

Viele solche Beispiele mit ähnlicher Reduzierung in der fetalen Sauerstoffversorgung können nach normalen Wehen gezeigt werden.

In Abbildung 4 ist eine starke, lange Wehe zu sehen und ein erhöhter Tonus, bevor die zweite Wehe beginnt. Der fetale tc pO_2 fällt von 19 auf 12 mm Hg ab. Die entsprechende Sättigung bewegt sich von 36% auf 14%. Die ursprünglichen Sauerstoffvorräte wurden mit 26 ml berechnet, und sie wären innerhalb von

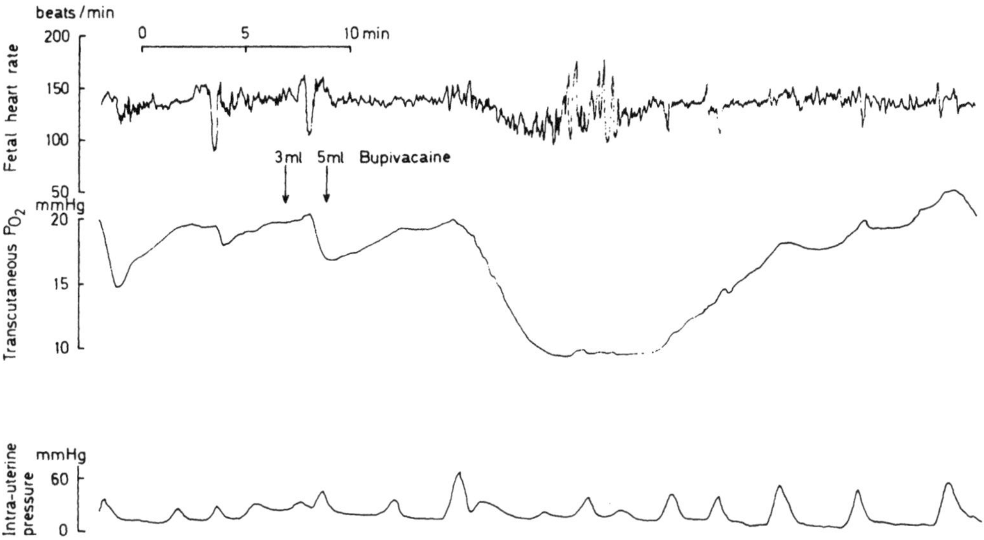

Abb. 5 FHR, tc pO_2 des Feten und intrauteriner Druck während Epiduralanästhesie [8].

3 Minuten aufgebraucht worden. Tatsächlich wurde die ganze Sauerstoffversorgung während dieser Wehe abgeschnitten.

Abbildung 5 zeigt die fetale Herzfrequenz und den fetalen transkutanen pO_2 während epiduraler Anästhesie in einem Fall mit intrauterinen Mangelerscheinungen. Man sieht, daß etwa 10 Minuten nach der Injektion von 5 ml Bupivacain die fetale Herzfrequenz bis zu 100 Schläge pro Minute abfiel und etwa 10 Minuten niedrig blieb, bevor sie ihren ursprünglichen Wert wieder erreichte. Der tc pO_2 fiel innerhalb von einer Minute von 17 auf 15 mm Hg ab, dies entspricht einer Sättigungsabnahme von 31% auf 23%. Hätte sich der Abfall in dieser Höhe kontinuierlich fortgesetzt, wäre der ganze Sauerstoffvorrat innerhalb von 4 Minuten verbraucht gewesen. In diesem Fall ist die Sauerstoffversorgung wahrscheinlich reduziert worden, weil der uterine Kreislauf beeinträchtigt wurde, obwohl man nicht ausschließen darf, daß die fetalen Bradykardie auch von Bedeutung war. Was auch immer die Mechanismen sind, ein Abfall der Sauerstoffversorgung fand statt, von der gleichen Stärke wie nach einer kräftigen Wehe. Weil die Wirkung länger als eine Wehe anhielt, verursachte die epidurale Anästhesie eine größere Reduzierung der Sauerstoffvorräte als eine Wehe.

Abbildung 6 zeigt häufige Wehen und schnelle Dezelerationen von 150 bis 80 – 90 bpm während der Wehen. Der fetale tc pO_2 fiel dann um 9 – 12 mm Hg ab, d. h. viel mehr als die 1 – 3 mm Hg, die wir in über 1000 normalen Wehen beobachteten. Wie vorher berechneten wir aus dem Abfall des fetalen tc pO_2 pro Minute den Sauerstoffverbrauch, und das Ergebnis betrug 38 ml/min. Dies

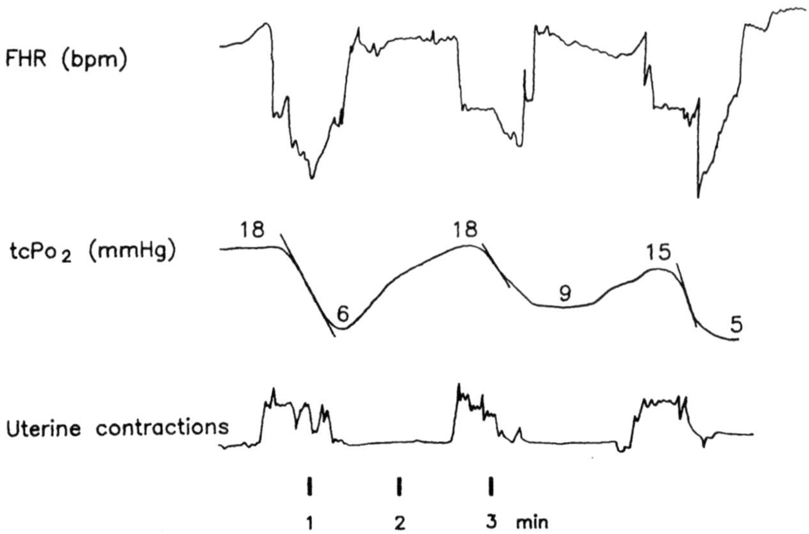

Abb. 6 Dezeleration der FHR, tc pO_2 des Feten und uterine Kontraktionen.

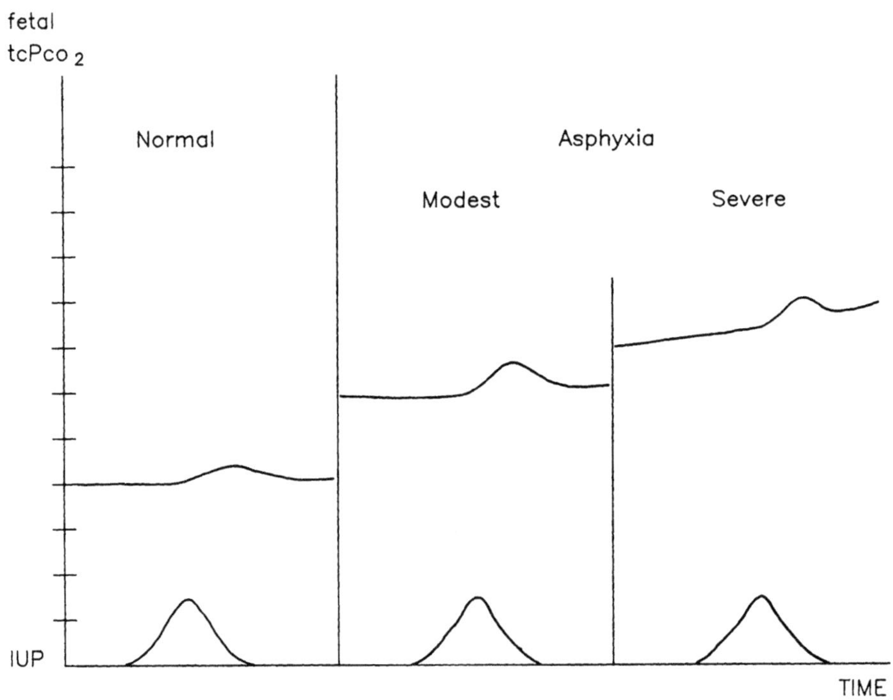

Abb. 7 tc pCO_2 des Feten während normaler und asphyktischer Geburt (schematische Darstellung).

ist etwa 50% höher als der kalkulierte Sauerstoffverbrauch durch den fetalen Stoffwechsel. Es folgt, daß wir in diesem Fall die bisherigen Kalkulationen nicht anwenden können, weil sie ein absurdes Ergebnis liefern. In diesem Beispiel verursachen die schnellen Dezelerationen der fetalen Herzfrequenz eine solche Reduzierung der Hautdurchblutung unter der Elektrode, daß der fetale pO_2 unterschätzt wird. Wir könnten spekulieren, dies sei ein Zeichen, daß auch andere Teile des fetalen Kreislaufes hypoperfundiert werden.

Theoretisch könnten die Informationen von kontinuierlichen transkutanen fetalen pCO_2-Messungen noch nützlicher für die Berechnung des Zeitfaktors sein. Leider ist diese Kurve viel schwieriger zu interpretieren und bisher sind zuwenig Informationen vorhanden, um eine solche quantitative Berechnung zu versuchen.

Es muß auch berücksichtigt werden, daß wegen der Pufferwirkung des Bikarbonats der fetale tc pCO_2 sich nicht so schnell ändert wie der fetale tc pO_2. Jedoch weisen publizierte Daten [4–6] darauf hin, daß entsprechend dem Abfall des fetalen tc pO_2 die Zunahme des fetalen tc pCO_2 während der Wehentätigkeit stattfindet. Je ausgeprägter der fetale Distress ist, desto höher wird der fetale tc pCO_2 sein (Abb. 7). Eine kleine Zunahme des fetalen tc pCO_2 deutet auf ein geringfügiges Fortschreiten des fetalen Distress. Wenn sich der Distress schneller entwickelt und die metabolische Azidose zunimmt, nimmt der fetale tc pCO_2 schneller zu.

Zusammenfassung

Die langsame Zunahme des fetalen Distress, der durch die Entwicklung einer plazentaren Insuffizienz verursacht wird, kann nur klinisch abgeschätzt werden mit Hilfe der Überwachung der fetalen Herzfrequenz. Die schnellere Zunahme des fetalen Distress, der aus verschiedenen Gründen während der Geburt auftreten kann, kann durch wiederholte Skalp-Blut-pH-Bestimmungen quantitativ berechnet werden, bzw. durch transkutane fetale pO_2-Überwachung. Bis jetzt zeigt die transkutane fetale pCO_2-Überwachung hauptsächlich nur die Richtung der Veränderungen des fetalen Distress an. Einige Hinweise einer halb-quantitativen Interpretation werden gegeben.

Literatur

[1] Rooth, G.: The time factor in fetal distress. J. Perinat. Med. **1** (1973) 7–12.

[2] Evertson, L. R., R. J. Gauthier, B. S. Schifrin, et al.: Antepartum fetal heart rate testing I. Evolution of the nonstress test. Am. J. Obstet. Gynecol. **132** (1979) 29.

[3] Schmidt, P., I. H. Thorneycroft, U. Goebelsmann: Fetal distress following reactive nonstress test. Am. J. Obstet. Gynecol. **136** (1980) 960.

[4] Löfgren, O.: Continuous transcutaneous carbon dioxide monitoring of the fetus during labor. Crit. Care Med. **9** (1981) 750.
[5] Schmidt, S., K. Langner, J. W. Dudenhausen, et al.: Kombinierte Messung von transkutanem pCO_2 und pO_2 sub partu. Arch. Gynecol. **235** (1983) 657.
[6] Idem: Measurement of transcutaneous pCO_2 and pO_2 in the fetus during labor. Arch. Gynecol. **236** (1985) 145.
[7] Rooth, G., R. L. McBride, B. J. Ivy: Fetal and maternal pH measurements. A basis for common nomal values. Acta Obstet. Gynec. Scand. **52** (1973) 47.
[8] Rooth, G., S. Lyrenäs: Fetal transcutaneous pO_2. In: Perinatal Medicine. Problems and controversies. (G. C. Di Renzo, D. F. Hawkings, Hrsg.). Cortina International, Verona, Raven Press, New York 1986.

Forschungsplanung in der Perinatalmedizin

J. W. Dudenhausen

Die Perinatalmedizin und Geburtshilfe hat zwischen 1960 und heute eine stürmische Entwicklung genommen. Es wurde auch heute mehrfach auf den Nachholbedarf, der anfangs bestand, und die gesundheitspolitischen Notwendigkeiten hingewiesen. Bei summarischer Betrachtung könnte man Mitte der achtziger Jahre den Eindruck gewinnen als ob die Schubkraft dieser Entwicklung nachgelassen hätte. Manche glauben, daß in dem Fachgebiet der Frauenheilkunde die innovative Kraft in anderen Bereichen liege. Ich glaube, daß dieser Sichtweise nicht zugestimmt werden kann. Allerdings sind für wissenschaftliche weiterführende Erkenntnisse im Bereich der Perinatalmedizin heute größere Anstrengungen personeller und investiver Art nötig als eventuell zum Anfang der Entwicklung. Diese Änderungen machen aber andere Fächer auch durch, man denke an die Entwicklung der Genetik.

Daher ist die Konzentrierung auf Forschungsschwerpunkte aus finanziellen und planerischen Gründen sinnvoll. Es soll hier nicht so sehr von der anwendungsorientierten Forschung wie z. B. der Bedeutung der Beratung vor geplanter Schwangerschaft, der schonenden operativen Maßnahmen oder therapeutischer Regeln bei intrauterinen Infektionen die Rede sein. Hier soll mehr die

Tabelle 1 Wichtige Forschungsschwerpunkte in der Perinatalmedizin

1. Nicht-invasive Diagnostik
   - intrauterine Mangelentwicklung
   - Intensivüberwachung sub partu
   - Spätschwangerschaft-Überwachung
2. Fetales Verhalten
   - Physiologie
   - Pathologie
3. Fehl- und Frühgeburt
   - Ursachenforschung
   - Geburtsbeginn
4. Pränatale Diagnostik
   - Mißbildungsdiagnostik
   - Diagnostik von Stoffwechselstörungen
5. Intrauterine Therapie
   - chirurgisch
   - medikamentös

Rede von den Forschungsschwerpunkten sein, die in den nächsten Jahren nach meiner Einschätzung die Entwicklung der Perinatalmedizin ganz wesentlich fördern könnten (Tab. 1).

Wie in der gesamten Medizin ist die Anwendung der *nicht-invasiven Diagnostik* sicherlich ein Hauptpunkt. Vor allem wird es wichtig sein, trotz der mangelnden Invasivität eine korrekte Aussage über den fetalen Zustand zu ermöglichen. Es muß also das Ziel sein, Methoden zu entwickeln und zu prüfen, die möglichst kontinuierlich Informationen über das fetale Befinden liefern, ohne die Bequemlichkeit der Mutter einzuschränken und ohne die Notwendigkeit, in den natürlichen Schwangerschafts- und Geburtsverlauf einzugreifen.

Ob die externe, kontinuierlich und telemetrisch erfaßte bzw. weitergeleitete sowie *computergestützte CTG-Auswertung* in absehbarer Zeit klinisch relevante Ergebnisse bringt, muß bezweifelt werden [4]. Die Schwierigkeiten bestehen in den vielfältigen Einflüssen auf die Regulation der fetalen Herzfrequenz, dem hohen Datenfluß der kontinuierlichen Kardiotokographie und der Unsicherheit über die diagnostische Wertigkeit einzelner Herzfrequenzmuster. Daher wird beim heutigen Stand des Wissens auch die On-line-Überwachung allein nicht zu klaren klinischen Schlüssen geeignet sein.

Ein wichtiger Forschungsteil der subpartualen Überwachung ist sicherlich das *kontinuierliche Blutgasmonitoring* [3, 12]. Vor allem die pCO_2-Registrierung wird bald eine klinisch breitere Anwendung erfahren [9]. Leider setzt das Blutgasmonitoring allerdings die eröffnete Fruchtblase voraus, so daß hiermit kaum eine bequeme, wenig aufwendige, genügend non-invasive Methode gegeben ist.

Ein möglicherweise erfolgreicher Ansatz ist das Blutgas- und pH-monitoring mit Hilfe der *Massenspektrometrie* [14]. Erste Versuche sind ermutigend; die Methode setzt aber auch Eingriffe in den natürlichen Geburtsverlauf voraus.

Eine besondere Bedeutung erhält in diesem Zusammenhang die Registrierung fetaler Aktivitäten. Im weiteren Sinne zu den fetalen Aktivitäten gehören auch die erzeugten magnetischen Felder, die man z. B. in Form des *Magnetenzephalogramms* ableiten kann [1]. Die ersten publizierten Versuche über die antenatale Ableitung des Magnetenzephalogramms spontan und nach Evokation sind sehr hoffnungsfroh. Auch die mit der *magnetischen Resonanz-Spektroskopie* oder auch Kernspinspektroskopie publizierten Versuche über die antenatale Gewebe-pH-Messung des Gehirngewebes beim Meerschweinchenfeten bei intakter Fruchtblase durch den mütterlichen Bauch [6], lassen sich ohne Eingriffe ins natürliche Geburtsgeschehen beim Menschen anwenden, allerdings z. Zt. wohl doch noch mit einer beträchtlichen Einbuße an mütterlicher Bequemlichkeit. Beide Verfahren werden bei sicherlich anhaltender technischer rasender Entwicklung beträchtliche Einblicke in das intrauterine physiologische und pathophysiologische Leben ohne künstliche Eingriffe erlauben.

Vor allem auf biochemischem Gebiet sind die Möglichkeiten der Positronen-Emissions-Tomografie auch in der antenatalen Forschung zu betonen [8].

Die genannten Methoden sind personal- und kostenintensiv, sie erfordern forschungspolitisch eine Planung und möglicherweise eine Regionalisierung.

Ein heute schon intensiv studiertes Feld ist das Gebiet des *fetalen Verhaltens* [2, 10]. Mit den modernen Techniken gelingt es, Lebensäußerungen des Feten schwangerschaftsaltersabhängig zu studieren. Ob man nach den Bewegungen des Feten der Frühschwangerschaft, den Schlaf-Wachrhythmen, den Augenbewegungen, den Extremitäten- oder Rumpfbewegungen, in Atembewegungen oder anderen fetalen Äußerungen das Wohlbefinden des Feten befundet, auf jeden Fall wird die antenatale Diagnostik der Zukunft eine Multi-Zustandsdiagnostik sein. Als Somatiker stehe ich Übertreibungen der antenatalen Psychologie sehr kritisch gegenüber, aber hier ergeben sich über Perzeption und Reaktion des Feten Kontakte zu einer antenatalen naturwissenschaftlich orientierten Psychologie.

Unsere Mißerfolge bei der *Behandlung von Fehl- und Frühgeburten* sollten Anlaß sein, auf diesem Gebiet beträchtliche Anstrengungen zur Ursachenforschung beider Krankheitsbilder zu unternehmen [13]. Hier gilt nach wie vor das Statement von Eastman von 1947: „Only when the factors causing prematurity are clearly understood can any intelligent attempt at prevention be made". Immunologische und infektiologische Ansatzpunkte aus der Forschung müßten bedeutend ausgebaut werden. In diesem Zusammenhang wäre sicherlich wichtig und vernünftig, die Frage nach der Physiologie des Geburtsbeginns endgültig zu klären [7].

Bei den *extrem kleinen Frühgeborenen* stehen wir am Anfang der Studien zur Substitution des natürlichen Surfactants durch artefizielle Substanzen beim Neugeborenen [15]. Trotz dieser aussichtsreichen Behandlung wird es aber immer wieder Frühgeborene mit Membransyndrom oder Reifgeborene mit Aspirationssyndrom geben, bei denen in der Behandlung der respiratorischen Insuffizienz mit der Ersatzlunge die letzte Chance besteht [11]. Eine solche Behandlung aus ethischen Gründen abzulehnen, ist in meinen Augen eine unverständliche Grenzziehung zur gebotenen Hilfeleistung.

Die *pränatale Diagnostik* wird vor allem neben den bildgebenden Verfahren sich der Diagnostik angeborener Stoffwechselstörungen zuwenden müssen. Neue Fragen ergeben sich in diesem Zusammenhang bei der Schwangerschaftsführung bei mütterlicher Phenylketonurie. Darüber hinaus erscheint mir die Entwicklung einer Methode wichtig, mit der ohne Risiko – also nicht invasiv – bei allen Schwangeren eine fetale Chromosomenuntersuchung möglich ist. Hier ist vor allem an die Zellfraktionierung fetaler Zellen aus mütterlichem Blut zu denken [2a].

Ein wichtiger Gesichtspunkt in den nächsten Jahren wird die *intrauterine Therapie* bei der heute möglichen differenzierten Ultraschalldiagnostik und der damit frühzeitig feststellbaren Störungen sein [5]. Hier denke ich vor allem an die chirurgischen Behandlungsmethoden unter Verwendung der Lasertechnik, die mit endoskopischen Mikrotechniken möglicherweise frühzeitig Korrekturen am Kind ermöglichen.

Dieser Themenkatalog klingt sicherlich subjektiv und möglicherweise utopisch. Viele Fragen bedürften einer dringenden Klärung.

Der benötigte steigende Mittelbedarf für die Forschung und die Verknappung der Ressourcen scheinen gegenläufig und daher ungünstig zu sein. Dieses Problem wird möglicherweise gelöst in der Zukunft – unterstützt durch die von der Regierung beabsichtigte Zentralisierung der Forschungsmittelvergabe – durch die Verteilung solcher Mittel im Wettbewerbsverfahren als Drittmittel. Der Erfolg dieser Entwicklung – ob von uns geliebt oder nicht, ob von uns akzeptiert oder nicht – wird sein, daß Forschung geplant, beantragt und das Ergebnis bewertet werden wird. Damit befindet man sich im Dilemma einer *vergleichenden Überprüfung von Forschungsleistungen* Einzelner oder von Arbeitsgruppen; ein Dilemma, das ich bruchstückweise als Herausgeber einer wissenschaftlichen Zeitung und unter anderem im gewissen Sinn auch von den Deutschen Perinatalkongressen sehr gut kenne. Bisher sind nicht einmal Ansätze zur Diskussion fachspezifischer Aspekte oder zur Lösung dieser Frage zu sehen.

Weitere Entwicklungen sind für die nächsten Jahre durch das Gesagte schon geradezu „programmiert".

1. Die Beantragung von Forschungsprojekten zwingt Forschungstreibende zur Planung von Projekten, zur vorherigen Festlegung von Datenerhebung und -erfassung sowie anzuwendender statistischer Methoden zur Vermeidung von Datensalat und Datenfriedhöfen. Die Computertechnik hat in Deutschland in der Medizin einen siegreichen Einzug gehalten, jeder von uns sollte dem amerikanischen Vorbild in diesem Punkt folgen und ein gewisses Basiswissen in der Datenverarbeitung selbst erwerben.

2. Der Anspruch an Forschungstreibende wird dazu führen, daß die Forschung im Bereich der Geburtshilfe und Perinatalmedizin auch in Deutschland sich mehr den Basisfragestellungen zuwendet. Diese Entwicklung und der Zwang zu größerem Instrumentarium erfordern größere Vorbereitungszeiten und Planungsaufwand. Chrakteristisch für diesen Trend ist der Wechsel von der Ein-Mann-Forschung zur Gruppenforschung. Sicherlich hat die Habilitationsforschung nach wie vor einen wichtigen Stellenwert, die Bedeutung der Installation einer an einer wissenschaftlichen Frage ausgerichteten Arbeitsgruppe kann aber in unserem Zusammenhang nicht genügend betont werden.

3. Wir sollten Anstrengungen unternehmen, im Rahmen der perinatalmedizinischen Grundlagenforschung an einigen Orten in Deutschland perinatalmedizinische Tierlaboratorien zu gründen, die den Tierschutzbestimmungen in optimaler Weise genügen. Es gibt internationale Vorbilder wie Oxford oder San Franzisko. Im Streit um die Tierversuche werden Vernunft oft von Emotion, verantwortliches Handeln von Agitation verdrängt. Morddrohungen gegen Wissenschaftler, Brandanschläge und „Befreiung" von Versuchstieren sind ein

Aspekt dieser Entwicklung, pauschale Verunglimpfung der Tierversuchsgegner ein anderer. Eine verschärfte Fassung des bisherigen Tierschutzgesetzes betrachten zahlreiche Forscher als eine Bedrohung für die Wissenschaft. Sogar die biomedizinische Forschung insgesamt sieht man in Gefahr. Viele Forscher wollen offensichtlich nicht wahrhaben, daß die irrationale Forderung, sämtliche Tierversuche zu verbieten, ihre Wurzeln hat in dem Versäumnis, Vertrauen und Einsicht bei der Bevölkerung zu schaffen. Immer nur auf den medizinischen Aspekt von Tierversuchen zu verweisen reicht nicht aus. Was die Forschung grundlegender biologischer Phänomene mit der Heilung von Kranken zu tun hat, ist tatsächlich für den Laien oft nicht zu erkennen.

Lassen Sie mich schließen mit dem Hinweis, daß wir in einer Zeit leben, in der vieles, was in der Medizin getan wird, unter ethischen Begriffen gewertet wird: wie z. B. die Entwicklung von Methoden zur Geburtenkontrolle oder zur in vitro Fertilisation, auch die Behandlung von behinderten Neugeborenen. Es gibt andere, weniger häufig öffentlich besprochene Zusammenhänge zwischen medizinischer Forschung und Ethik, so die Zuverlässigkeit der Wissenschaft und deren Objektivität. Schon Max Weber hat im Zusammenhang mit der Dialektik des Erfolges eine vorurteilsfreie und wertfreie Wissenschaft gefordert. Diese Forderung gilt auch morgen.

Literatur

[1] Blum, T., E. Saling, R. Bauer: Fetale Magnetoenzephalographie. I. Erstmalige pränatale Registrierung eines auditorisch evozierten neuromagnetischen Feldes. Z. EEG-EMG **15** (1984) 34.

[2] Comparetti, A. M.: The neurophysiologic and clinical implications of studies on fetal motor behavior. Semin. Perinatol. **5** (1981) 183.

[2a] Herzenberg, L. A., D. W. Bianchi, J. Schröder, et al.: Fetal cells in the blood of pregnant women: Detection and enrichment by fluorescence activated cell sorting. Proc. Natl. Acad. Sci. USA **76** (1979) 1453.

[3] Huch, R., A. Huch, D. W. Lübbers: Transcutaneous measurement of blood pO_2 ($tcPO_2$) – Method and Application in perinatal medicine. J. Perinat. Med. **1** (1973) 183.

[4] Junge, H. D.: Einige Grundlagen der On-line-Überwachung mit CTG-Monitor-Systemen (CMS). In: Kardiotokographie (W. M. Fischer, Hrsg.), 3. Aufl. Thieme, Stuttgart 1981.

[5] Kurjak, A.: The fetus as a patient. Excerpta Medica, Amsterdam – New York – Oxford 1985.

[6] Langner, K., S. Schmidt, J. W. Dudenhausen, et al.: Measurement of fetal pH in the guineapig by NMR. Lancet **1** (1984) 1361.

[7] Liggins, G. C.: Initiation of parturition. Br. Med. Bull. **35** (1979) 145.

[8] Lindberg, B., L. Berglund, T. Hartvig: Positron emission tomography in experimental perinatology. J. Perinat. Med. **13** (1985) 277.

[9] Löfgren, O.: Continuous transcutaneous carbon dioxide monitoring of the fetus during labor. Crit. Care Med. **9** (1981) 750.

[10] Nijhuis, J. G., C. B. Martin jr., H. F. R. Prechtl: Behavioural states of the human fetus. In: Continuity of neural functions from prenatal to postnatal life (H. F. R. Prechtl, Hrsg.). Spastics International Medical Publications, London 1984.

[11] Schmidt, S., J. W. Dudenhausen, K. Langner, et al.: A new perfusion circuit for the newborn with lung immaturity: Extracorporeal CO_2 removal via an umbilical arteriovenous shunt during apneic O_2 diffusion. Artif. Organs **8** (1984) 478.

[12] Schmidt, S., K. Langner, J. W. Dudenhausen, et al.: Reliability of transcutaneous measurement of oxygen and carbon dioxide partial pressure with a combined pO_2-pCO_2 electrochemical sensor in the fetus during labor. J. Perinat. Med. **13** (1985) 127.

[13] Selbmann, H. K., M. Brach, H. J. Höfling, et al.: Münchener Perinatalstudie 1975. Deutscher Ärzteverlag, Köln 1977.

[14] Sykes, G. S., P. M. Molloy, J. C. Wollner, et al.: Continuous, noninvasive measurement of fetal oxygen and carbon dioxide levels in labor by use of mass spectrometry. Am J. Obstet. Gynecol. **150** (1984) 847.

[15] Walters, D. V.: Replacement of surfactant in hyaline membrane disease. Br. Med. J. **289** (1984) 855.

An das Auditorium

Liebe Freunde,
liebe Kolleginnen und Kollegen,
meine Damen und Herren!

Wenn ich hier ins Auditorium sehe, erscheint mir dies wie ein Blick in den „Schmuckkasten" der deutschsprachigen Geburts- und Perinatalmedizin: Abgeschliffene, wertvolle alte „Steine", die ihre Qualitäten durch die Vorträge erneut bewiesen haben, dazwischen blinkendes, modern geschliffenes „Mittelalter" und zukunftsglitzernde Jung-Kollegen; jeder hat sein eigenes Format und seine besondere Qualität. Viele von Ihnen repräsentieren unsere leistungsfähige perinatalmedizinische Großfamilie, die sich alle zwei Jahre hier in Berlin versammelt. Heute haben wir ein Treffen außer der Reihe. Es liegt kein rein fachlicher Anlaß vor. Sie alle, auch die Zuhörer, haben die Einladung angenommen, um mir, als einem aus Ihrer Mitte, einem in dem Schmuckkasten manchmal vielleicht etwas kantigem und knirschendem Stein, die Geste der Verbundenheit und der Gemeinsamkeit entgegenzubringen. Damit möchte ich allen Rednern, die die vielen Worte der Würdigung heute hier vorgetragen haben, sehr danken. Erst mit 60 ist mir bewußt geworden, daß ich doch mehr Freunde als Gegner habe. Dieser für mich besondere Tag wird mir zweifellos lange in Erinnerung bleiben.

Ihnen, lieber Herr Dudenhausen, meinem langjährigen Begleiter auf vielen anstrengenden Wegen, danke ich für die großen Mühen, die Sie sich mit der Vorbereitung und mit der Durchführung dieses Symposions gemacht haben.

Ich werde nun den letzten Vortrag halten; Sie sind sicher alle schon etwas abgespannt, aber ich hoffe, es gelingt mir, Sie mit dem Inhalt dieses Beitrages noch einmal ein wenig anzuregen.

E. Saling

Ausblicke in die Zukunft der Geburts- und Perinatalmedizin

E. Saling

Ein Vortrag zu diesem Thema trägt zwangsläufig subjektive Züge und kann sehr unterschiedliche Aspekte beinhalten. Ich bitte um Verständnis dafür, daß ich mir aus der Reihe möglicher Aspekte nur einen Komplex ausgewählt habe. Mein Beitrag ist der strukturellen Seite der gegenwärtigen und der künftigen Geburts- und Perinatalmedizin gewidmet. Um Ausblicke in die Zukunft zu geben, sind zunächst weitreichende Bestandsaufnahmen erforderlich.

Für Kollegen unserer Disziplin gibt es keine Zweifel daran, daß die Geburts- und Perinatalmedizin in den letzten 25 Jahren fachliche Fortschritte dermaßen erzielt hat, wie dies in der gesamten Geschichte der Geburtshilfe so konzentriert noch nie der Fall war. Der Zuwachs an Kenntnissen, an diagnostischen und therapeutischen Maßnahmen war und ist immer noch so groß, daß die überlieferten Strukturen dem kaum folgen konnten. Hier mit anpassenden Maßnahmen Schritt zu halten, ist leider nicht in genügendem Maße gelungen. Daraus resultieren neben bestehenden Mängeln auch Gefahren für die Zukunft der Geburts- und Perinatalmedizin, und es erwachsen wichtige Aufgaben für die weitere Entwicklung unseres Faches.

Die immer noch bestehende Wunschvorstellung, jeder der Fachärzte sollte das gesamte Gebiet der *Frauenheilkunde* samt der Geburtshilfe und Endokrinologie beherrschen, steht als schier unüberwindbare Barriere im Wege. Auf anderen Gebieten der Medizin sind durchaus schon zeitgemäße Konsequenzen gezogen worden. Als Beispiel sei erwähnt die Verselbständigung der Psychiatrie, der Neurologie und der Neurochirurgie. Alle drei Fächer betreffen die gleiche Organeinheit, nämlich das zentrale Nervensystem; dennoch haben sie alle sehr unterschiedliche Aufgaben.

Bei uns kommt zu dem verbindenden Organsystem zwischen *Gynäkologie* und *Geburtshilfe*, dem weiblichen Genitalbereich, noch ein bei weitem nicht richtig eingeschätzten Gebiet hinzu. Ein zusätzlicher Patient, um den geradezu eine explosionsartig wachsende Medizin entstanden ist und weiter entsteht, nämlich das *Kind im Bereich der Geburtshilfe*, nimmt einen immer größer werdenden Raum in unserem Fach ein. Es scheint allgemein nur wenigen bewußt zu sein, wie dringend notwendig es in naher Zukunft sein wird, sich um diese neuen Aufgaben der Geburtshilfe noch weit intensiver als bisher zu kümmern. Die Medizin um den Feten und das Frischgeborene herum ist keineswegs ein so kleines Spezialgebiet, als das es manche Kollegen so gerne hinstellen; sie beinhaltet zunächst einmal den großen Komplex der in den letzten beiden Jahrzehnten von den engagierten *Geburtsmedizinern* gesammelten so zahlreichen neuen Erkenntnisse und erworbenen Fähigkeiten.

Um die Vielfalt nur kurz zu skizzieren, nenne ich einige Beispiele, von denen die Mehrzahl unser klinisches Handeln einschneidend verändert hat: Pränatale Diagnostik, Lungenreife-Diagnostik und -therapie, die Tokolyse in der Schwangerschaft und sub partu, das große Gebiet der geburtshilflichen Ultraschall-Diagnostik (auf das ich noch näher eingehen werde), die zahlreichen Methoden der antepartualen Überwachung des Feten einschließlich der antepartualen Kardiotokographie, die Wendung des Feten aus Beckenendlage, die Anwendung von Prostaglandinen (besonders bei der Unreife der Geburtswege), die subpartuale Intensivüberwachung, die Zustandsdiagnostik beim Neugeborenen sofort post partum und vieles andere mehr. Ein beträchtlicher Teil dieser Fortschritte ist, neben in fast schon unzähligen Publikationen, u. a. in den 10 Kongreßbänden unserer Berliner Kongresse dokumentiert.

Zu diesem neuen Komplex und dem gesamten Bereich der *konventionellen Geburtshilfe* kommt noch das Grundwissen zahlreicher medizinischer *Nachbardisziplinen* hinzu. Lassen Sie mich dazu nur einige Gebiete anführen, mit denen wir gründlicher als bisher vertraut sein sollten: Herz- und Kreislaufverhalten des Feten und des Frischgeborenen (denken wir hier an Adaptationsstörungen sofort post partum oder an die Hämodynamik des Schädelkreislaufes und an die intrakraniellen Blutungen), ferner zählen dazu pharmakologische Einflüsse auf den Feten, Fragen der Immunologie zwischen Mutter und Fet (die in der Abortologie eine zunehmend wichtige Rolle spielen), das große und vielfältige Gebiet der intrauterinen Infektionen, die intrauterine und postpartuale Anomalien-Diagnostik (zum Teil hängen damit entscheidende orthopädische und kinderchirurgische Fragen über das weitere Schicksal des Kindes zusammen), ferner das neurologische Verhalten des Feten und des Frischgeborenen (hier wird noch so manches hinsichtlich einer prospektiv wichtigen Zustandsdiagnostik auszubauen sein). Ferner ist das Beherrschen der einschlägigen Erstbehandlungsmaßnahmen auch beim kleinen und kleinsten Frühgeborenen von entscheidender klinischer Bedeutung. Auch diese Aufzählung ist unvollständig. Sicher werden Ihnen noch weitere Gebiete einfallen.

Nun einige Anmerkungen zu einem, bei weitem nicht zu Ende entwickelten, Kernstück der neuzeitlichen Geburts- und Perinatal-Medizin; ich meine die *Ultraschall-Diagnostik*. Neben dem seit Jahrzehnten so hochgeschätzten palpatorischen und manuellen Geschick als einem der typischen Attribute des Gynäkologen erwuchs und wächst die Ultraschall-Diagnostik zu einem in vieler Hinsicht ebenbürtigen, oft sogar überlegenen Instrument. Die Ultraschall-Diagnostik gestattet nach visuellem Prinzip bislang unvorstellbare Einblicke in die Anatomie und auch in die Funktionsabläufe im intrauterinen Raum während der frühen und späten Schwangerschaft, zum Teil auch unter der Geburt und im Wochenbett, und schließlich auch beim frischgeborenen Kind. Die klinische Verwendung und die vielseitigen, erst unvollständig genutzten Möglichkeiten dieser neuen Diagnostik erfordern eine Mindestausbildung, die z. B. weit über die nur bei 300 oder 400 Ultraschall-Untersuchungen gewonnenen Erfahrungen hinausgehen sollte.

Wie unzulänglich unsere bisherige fachmethodische und gesundheitspolitische Anpassung an solche Gegebenheiten ist, zeigen u. a. auch Schicksale unserer hochspezialisierten und renommierten Fachleute, wie Kratochwil, Hansmann, Hackelöer, Schlensker, Terinde, Staudach, Schillinger u. a. m. Wenn auch einige dieser Kollegen Kompromißpositionen erhielten oder noch erhalten, ändert sich aber kaum etwas an dem Integrations- und Adaptationsunvermögen unseres gegenwärtigen Struktursystems.

Die Ultraschall-Diagnostik ist außerdem ein anschauliches Beispiel dafür, wie leicht die Geburtshilfe „zerbröckeln“ kann. Zahlreichen amerikanischen Kollegen ist dieses essentielle Gebiet von *Radiologen* fast völlig aus der Hand genommen worden, weil sie andere, zumeist konventionelle Fachinteressen hatten und die aktuelle Geburts- und Perinatalmedizin in den entscheidenden Entwicklungsphasen nur bruchstückhaft praktizierten.

Wir mögen solche – uns vielleicht kurios anmutende Entwicklungen belächeln, wir betreiben aber im Prinzip eine ähnlich fragwürdige Fachstrategie im Hinblick auf die Zukunft. Die ersten, von deutschen Radiologen begründeten, sogenannten Imaging Centres mit starker Inanspruchnahme der Ultraschall-Diagnostik existieren bereits. Die teilweise oder gar völlige Abgabe der geburtsmedizinischen Ultraschall-Diagnostik an Radiologen wäre geradezu töricht, weil Teile unserer Kerndiagnostik oder der sogenannten Bedside-Diagnostik vergeben werden würden und dadurch die Leistungsfähigkeit auf unserem Gebiet ernste Einbußen erleiden müßte. Kein Gynäkologe wäre bereit, auf die digitale vaginale oder auf andere palpatorische Untersuchungen in der Schwangerschaft zu verzichten, obwohl sich nur zu deutlich zeigt, daß diese in mancher Hinsicht von der Ultraschall-Diagnostik in den Hintergrund gerückt worden sind. Denkbare Standpunkte herkömmlicher Geburtshelfer, von ihnen nicht beherrschte neue Verfahren konsiliarisch zu bewältigen, wären in meiner Sicht eine Bankrott-Erklärung mit der Folge der Aufgabe eines wichtigen Teiles moderner geburtsmedizinischer Kompetenzen und Leistungen. Schließlich betonen so gut wie alle Geburtshelfer, sie wären für zwei Individuen, nämlich Mutter *und* Kind zuständig. Wer aber für einen Patienten zuständig ist, sollte ihn auch nach den neuesten Erkenntnissen unter Ausschöpfung aller diagnostischen und therapeutischen Maßnahmen betreuen können. Kompetenzansprüche zu erheben, diesen dann aber nicht genügen zu können, führt mit Sicherheit über kurz oder lang zu Unglaubwürdigkeit und zum Kompetenzverlust. Geburtshelfer, die diese realen Gefahren für die Zukunft ihres Fachgebietes nicht erkennen, sägen sich den Ast ab, auf dem sie noch sitzen. Überwiegend operativ eingestellte Gynäkologen, die den Geburtshelfern eine Anpassung an ihre neuen

Aufgaben erschweren, betreiben eine unbedachte und gefährliche Partner-Politik.

Gehen wir einmal davon aus, daß in Zukunft – noch weit stärker als heute – Kollegen bei der Ausübung der Geburts- und Perinatalmedizin bei der einwandfreien Versorgung von Risikofällen in der Schwangerschaft und während der Geburt wie auch des Frischgeborenen sofort post partum den immer höheren Anforderungen nicht mehr gewachsen sein werden, ja, diese wegen der ihnen aufgezwungenen Allseitigkeits-Überforderung gar nicht mehr werden bewältigen können. Unweigerlich kommt dann die berechtigte Frage auf, ob es nicht besser wäre, alle wichtigen Aufgaben, die das Kind im Bereich der Geburtshilfe betreffen, dem *Pädiater* zu überlassen. Große Teile der heutigen Geburtsmedizin würden dann konsequenterweise mehr und mehr ein Teilgebiet der Pädiatrie werden. Ein nur zu deutlicher Vorbote hierzu ist die Tatsache, daß es immer weniger Geburtshelfer gibt, die ein Neugeborenes, geschweige denn ein sehr kleines Frühgeborenes, einwandfrei erstversorgen können. Hier verlassen sich die Kollegen auf den herbeieilenden „Abhol"-Pädiater, wobei für mich feststeht, daß dieses System zwar für das Abholen, kaum aber für eine einwandfreie und lückenlose Erstversorgung auf breiter Basis geeignet ist. Falls nicht in absehbarer Zeit Reformen gelingen, bleibt die große, nicht überwundene Lücke – nämlich das gefährliche Niemandsland zwischen dem Kreißsaal und der Neonatologie-Station – weiter bestehen. Heute wird nur ein Bruchteil der gefährdeten reifen und besonders der unreifen Neugeborenen einwandfrei versorgt. Über die geradezu katastrophale Situation haben Herr Ewerbeck und andere Pädiater in der Vergangenheit mehrfach berichtet. Im Dezember werden wir beim Kongreß hier in Berlin von pädiatrischer Seite her, und zwar von Herrn Lemburg und von Herrn Emmrich, mehr über diese Misere hören.

Die Forderung mancher Pädiater und mancher mit der Erstversorgung nicht vertrauter Geburtshelfer, in jeden Kreißsaal gehöre ein Neonatologe, ist verständlich. Realistisch gesehen kann diese Forderung aber nur in wenigen Zentren erfüllt werden, z. B. dort, wo sich, quasi Wand-an-Wand, Kreißsaal und Neonatal-Intensiv-Einheit befinden. Dieses aber dürfte nur einem verschwindend geringen Prozentsatz aller in unserem Lande geborenen Kinder, und zwar unter 2%, etwas nutzen; für die übrigen 98% bleibt diese Lösung aber eine Utopie. Solche Forderungen und das stolze Demonstrieren von Idealsituationen dieser Art – ich sehe Bilder, auf denen Geburtshelfer und Neonatologen im Kreißsaal freundschaftlich nebeneinander stehen – bewirken das Gegenteil von dem, was eigentlich angestrebt wird. Solche Bilder wecken nur progressive Hoffnungen, auf deren Erfüllung man seit Jahren wartet, die aber wohl niemals realisiert werden, es sei denn, man würde nur noch Kliniken mit 5000 – 10 000 Geburten betreiben. Dann würde für jede Abteilung dieser Art, zumindest von der Kosten-Nutzen-Analyse her gesehen, eine eigene Intensiv-Neonatal-Einheit gerechtfertigt erscheinen. Es dürfte aber kaum jemand ernsthaft annehmen, daß die Einrichtung so großer Entbindungsabteilungen bei den heutigen Vorstellungen einer familienfreundlichen Geburtshilfe in unserem Lande jemals realisiert werden könnte.

Auch was die Abholdienste betrifft, so ist hier in beträchtlichem Maße auf das falsche Pferd gesetzt worden. Zum einen ist es ja nur ein Teil der Kinder mit hohem Risiko, die zu einem gut vorhersehbaren Zeitpunkt geboren werden, so daß ein Pädiater-Abhol-Team sie im Kreißsaal gut versorgen kann. Den anderen, besonders gefährdeten Teil, bilden in hohem Maße Frühgeborene, aber auch manchmal reife asphyktische Kinder, die unvorhergesehen – also überraschend schnell – zur Welt kommen. Hier muß ein Abholdienst zwangsläufig versagen. Hinzu kommen Erschwernisse, wie Dichte des Verkehrs, zu große Entfernungen, gleichzeitige Anforderungen zu verschiedenen Plätzen, Unabkömlichkeit von der eigenen Intensiv-Station usw. Herr Lemburg, einer unserer renommierten Neonatologen, stellt deshalb Abhol-Dienste aufgrund seiner Erfahrungen als „Krücken"-Lösungen dar. Nach einer neuen Umfrage in Nordrhein-Westfalen sollen nur ein Teil der Neugeborenen mit erhöhtem Risiko einwandfrei versorgt worden sein.

Wir müssen demnach davon ausgehen, daß das große Ziel, bei jeder Geburt auch einen Pädiater anwesend zu haben, sowohl aus ökonomischen als auch aus organisatorischen Gründen kaum jemals erreicht werden wird.

Eine wirksame Abhilfe ist erst dann zu erwarten, wenn die eigentlichen *Aufgaben* des Geburts- und Perinatalmediziners richtig eingeschätzt werden, nämlich auch für das *Kind* mit vollem Können zur Verfügung zu stehen und die *Erstversorgung* in Zukunft selbst einwandfrei zu beherrschen.

Zur Veranschaulichung, welche Dringlichkeit dieser Forderung zukommt, möchte ich noch eine neue therapeutische Maßnahme anführen. Ich meine die Gabe von artefiziellen Surfactant-Substanzen an sehr kleine Frühgeborene zur Verbesserung ihrer Lungenfunktion. Am sinnvollsten erscheint es, diese Prophylaxe oder Therapie sofort post partum durch Applikation in die oberen Luftwege einzusetzen, d. h. man muß in der Lage sein, auch kleinste Frühgeborene bereits im Kreißsaal intratracheal zu behandeln. Diese Maßnahme dürfte auf breiter Basis nur dann etwas nützen, wenn, wie vorhin gesagt, eben jeder Geburts- und Perinatalmediziner, der Risikogeburten leitet, auch perfekt die Erstversorgung von Neugeborenen beherrscht.

Nun noch zu einer anderen kritischen Entwicklung. Aktivitäten von Eltern-Initiativ-Gruppen, z. B. des Arbeitskreises „Kunstfehler in der Geburtshilfe", sowie deren Hintergründe wirken zum Teil alarmierend. Man kann mit viel Skepsis solchen Initiativen gegenüberstehen, einiges an berechtigter Kritik an der auf breiter Basis praktizierten Geburtshilfe läßt sich dabei aber nicht bestreiten. Viele der dort gesammelten Fälle erfassen sicherlich nur einen Teil der Mängel. Hinzu kommen die sich häufenden Anfragen und Aufträge an unsere Fachleute, Gutachten zu erstellen, wobei die Unterlagen dann ergeben, daß Fehlleistungen von Kollegen bedrückend hoch liegen. Diese Entwicklung läßt sich deshalb nicht einfach als von Juristen und Medien geschürte Rechtsstreit-Agressivität gegen Ärzte abtun. An der auf uns zukommenden neuen Welle, der Rechtsstreitwelle, tragen wir insofern auch selbst Mitschuld.

Der *Fortschritt* in unserem Fach und die damit verbundene Zunahme des Kapazitätsbedarfes ist unaufhaltsam. Daran ändern weder Beschlüsse irgendwelcher Gremien noch die inzwischen voll etablierte, jetzt schon alternde Nachkriegsgeneration etwas; und mag sie noch so nachhaltig an ihrem herkömmlichen „Besitzstand" festhalten. Wenn wir, was die Zukunft unseres Faches betrifft, nicht selber die Weichen rechtzeitig stellen, werden unsere Nachfolger vor einer selbstzerstörten Geburts- und Perinatalmedizin stehen, die sich vor zwei Jahrzehnten so vielversprechend zu entwickeln begann.

Ich frage mich immer wieder, warum die einflußreichen und sonst doch so aufgeschlossenen Kollegen die sich offensichtlich anbahnende Entwicklung nicht anders eingeschätzt haben. Die Gelegenheit war gut, hier mit Reformen voranzugehen, anknüpfend an das hohe Ansehen der deutschsprachigen und der europäischen Medizin im ersten Teil dieses Jahrhunderts. Die Chancen sind zwar noch nicht vertan. Aber einschneidende Änderungen herbeizuführen, dauert viele Jahre.

Was ist voraussehbar, was kann eintreten, wenn wir nichts unternehmen? Zunächst droht, daß schwerwiegende Mängel in der Breitenleistung der Geburtshilfe immer häufiger auftreten und dadurch mehr und mehr in die öffentliche Diskussion geraten werden. Dann werden Journalisten, Politiker und Laien sich der Strukturen und der Reformen unseres Faches annehmen. Wozu das führen kann, ist nach der vorangegangenen Welle der öffentlichen Diskussion über Fragen der Psychologisierung der Geburtshilfe mit den einerseits berechtigten, andererseits jedoch auf jenem Gebiet so irre und wirre gestellten Forderungen leicht vorstellbar. Die Einflüsse unserer Fachvertreter dürften dabei zunehmend geringer werden.

Was also sollte geschehen; welches wäre der erste Schritt? Wir müssen gemeinsam zu der Einsicht gelangen, daß die verschiedenen Schwerpunktgebiete der Frauenheilkunde immens gewachsen sind und daß jemand, der in Zukunft als Frauenarzt das gesamte Gebiet vertreten möchte, bestenfalls einen Arzt für allgemeine Frauenheilkunde, ähnlich dem Arzt für Allgemeinmedizin, wird darstellen können. Die Schwerpunktgebiete in unserem großen Fach dagegen müssen nach Spezialisierungszielen abgegrenzt werden; am sinnvollsten erscheinen mir die drei Blöcke „operative und konservative Gynäkologie", „Geburts- und Perinatalmedizin" sowie „gynäkologische Endokrinologie".

Lassen Sie mich für unser Fach folgende Forderungen formulieren, um Verbesserungen und grundlegende Veränderungen herbeizuführen:

1. Die Geburts- und Perinatalmedizin wird in Zukunft mehr Selbständigkeit erhalten müssen, als dies bislang der Fall war. Ihr Stammplatz sollte zwischen Gynäkologie und Pädiatrie liegen. Die enge Bindung zur Gynäkologie wird wegen der erforderlichen operativen Fähigkeiten, aber auch aus der Tradition

heraus, beibehalten werden. Die Einheit des Faches Frauenheilkunde wäre auf diese Weise sinnvoll zu erhalten.

2. Die grundsätzliche Aufgabe der Geburts- und Perinatalmedizin bleibt unverändert, nämlich Frauen vor geplanter Schwangerschaft, sowie Mutter und Kind während der gesamten Schwangerschaft, während der Geburt und unmittelbar danach nach neuesten Erkenntnissen zu versorgen.

Für die einwandfreie Erstversorgung des mit erhöhten Risiken behafteten Neugeborenen wird der Geburts- und Perinatalmediziner so lange zuständig und voll verantwortlich sein müssen, bis das Kind in die Hände des Neonatologen übergeben werden kann. Dafür muß der Geburtsmediziner selbstverständlich eine geeignete Ausbildung erhalten.

Die Versorgung des gesunden Neugeborenen in der Frauenklinik wird bis zur Entlassung der Mutter in enger Zusammenarbeit mit den zuständigen Pädiatern erfolgen. Diese schon lange bekannten Forderungen zeigen, daß zwischen Geburtsmedizinern und Pädiatern bzw. Neonatologen kein Platz für Konkurrenz, sondern eher für eine gute Zusammenarbeit gegeben ist.

Dort, wo erfahrene Neonatologen dem Kreißsaal rund-um-die-Uhr zur Verfügung stehen können, dürfte es kaum Debatten darüber geben, wer ein schwer gefährdetes Kind versorgt. Zugeständnisse sollen aber, besonders in diesen wenigen Zentren, unbedingt gemacht werden zur Fortbildung der Geburts- und Perinatalmediziner und zum Sammeln von Erfahrungen in der Erstversorgung von reifen und unreifen Neugeborenen.

3. Die Fachausbildung – heute Weiterbildung genannt – wird den neuen Erfordernissen und Aufgaben angepaßt werden müssen. Das Einbeziehen einer neonatologischen Ausbildung für Geburts- und Perinatalmediziner wird unumgänglich sein. Eine sinnvolle Gesamtausbildung könnte meiner Ansicht nach folgendermaßen aufgeteilt werden:

- 3 Jahre Geburtsmedizin, davon mindestens 6 Monate, besser länger, intensive Ultraschall-Diagnostik, wenn möglich, an einem Zentrum.
- 1½–2 Jahre operative und konservative Gynäkologie einschließlich Endokrinologie.
- 1–1½ Jahre Neonatologie, davon mindestens 6 Monate, besser länger, Neonatal-Intensiv-Station.

4. Die Bezeichnung dieser so ausgebildeten Kollegen könnte in etwa lauten:
Frauenarzt; spezialisiert in Geburts- und Perinatalmedizin
oder
Frauenarzt für Schwangerschafts- und Perinatalmedizin.

5. Kliniken werden nach dem bereits akzeptierten, aber noch nicht realisierten Prinzip eingeteilt werden in

a) solche der Basisversorgung von sogenannten Normalfällen – das könnten auch allgemeine Frauenkliniken sein, deren Chef- und Oberärzte aber unbedingt die obengenannte Spezialausbildung haben müßten – und in

b) Geburtsmedizinische Schwerpunktabteilungen, vorzugsweise für Fälle mit erhöhtem Risiko; letztere sollten den Status einer selbständigen Abteilung mit einem eigenen Chefarzt innehaben. Nur so kann gewährleistet werden, daß der Geburts- und Perinatalmedizin volle Konzentration gewidmet wird und diese nicht – wie heute so weitverbreitet – von Nachgeordneten, nicht selten so nebenbei, erledigt wird. Zu diesen Schwerpunktabteilungen sollten neben Universitätskliniken auch auf bestimmte Einzugsgebiete angemessen verteilte Versorgungskliniken zählen.

6. Der praktizierende Frauenarzt, der auch Schwangere mit erhöhtem Risiko betreuen möchte, sollte ebenfalls die vorhin skizzierte spezielle Ausbildung in der Geburts- und Perinatalmedizin erhalten.

Meine Damen und Herren!

Ich habe mich bemüht, eine nüchterne Bestandsaufnahme mit den bereits heute erkennbaren, drohenden Gefahren vorzunehmen und daraus Ausblicke in die Zukunft abzuleiten sowie die nötigen Konsequenzen aufzuzeigen. Wie zu Beginn festgestellt, ist eine Reihe namhafter Kollegen der deutschsprachigen Gynäkologie und Geburtshilfe heute hier anwesend. Es wäre zu begrüßen, wenn wir sehr bald gemeinsam gute Zukunftslösungen erarbeiten könnten. Dies wäre wohl von großem Nutzen für unsere Patienten wie auch für die Zukunft unseres traditionsreichen Faches, als deren Vertreter ich mich ebenso fühle wie Sie.

Autorenverzeichnis

Beck, L., Prof. Dr., Präsident der Deutschen Gesellschaft für Gynäkologie und Geburtshilfe, Universitäts-Frauenklinik, Moorenstraße 5, D-4000 Düsseldorf 1

Beller, F., Prof. Dr., Universitäts-Frauenklinik, Westring 11, D-4400 Münster

Berg, D., Prof. Dr., Geburtshilflich-Gynäkologische Abteilung des Städt. Marien-Krankenhauses, D-8450 Amberg

Bossart, H., Prof., Département de gynécologie – obstétrique, Centre Hospitalier Universitaire Vaudois, CH-1011 Lausanne

Bretscher, J., Prof. Dr., Klinik für Geburtsmedizin und Gynäkologie, Maternité Inselhof Triemli, Birmensdorfer Straße 501, CH-8063 Zürich

Dudenhausen, J. W., Prof. Dr., Universitäts-Frauenklinik, Frauenklinikstraße 10, CH-8091 Zürich

Ewerbeck, H., Prof. Dr., Kinderkrankenhaus der Stadt Köln, Amsterdamer Straße 59, D-5000 Köln 60

Huch, A., Prof. Dr., Universitäts-Frauenklinik, Frauenklinikstraße 10, CH-8091 Zürich

Huch, Renate, Prof. Dr. Dr., Universitäts-Frauenklinik, Frauenklinikstraße 10, CH-8091 Zürich

Kubli, F., Prof. Dr., 1. Vorsitzender der Deutschen Gesellschaft für Perinatale Medizin, Universitäts-Frauenklinik, Voßstraße 9, D-6900 Heidelberg

Hickl, E.-J., Prof. Dr., Frauenklinik Finkenau, Finkenau 35, D-2000 Hamburg

Rooth, G., Prof. Dr., Perinatal Research Unit, University Hospital, S-75014 Uppsala

Saling, E., Prof. Dr., Frauenklinik Neukölln und Institut für Perinatale Medizin der FU Berlin, Mariendorfer Weg 28, D-1000 Berlin 44

Thiery, M., Prof. Dr., Verloskundige Kliniek, Rijksuniversiteit Gent, De Pintelaan 185, B-9000 Gent

Wulf, K.-H., Prof. Dr., Universitäts-Frauenklinik, Josef-Schneider-Straße 4, D-8700 Würzburg

Bei Fragen zur Produktsicherheit wenden Sie sich bitte an:
If you have any questions regarding product safety,
please contact:

Walter de Gruyter GmbH
Genthiner Straße 13
10785 Berlin
productsafety@degruyterbrill.com